北里大学農医連携学術叢書 第8号

動物と人が共存する健康な社会

陽 捷行 編著

養賢堂

目　次

『動物と人が共存する健康な社会』発刊にあたって　　　　　iii

第1章　人と動物とスピリチュアリティ　　　　　　　　　　1

第2章　人と動物の望ましい関係　　　　　　　　　　　　13

第3章　動物介在教育

　　　　～ヒューメイン・エデュケーション（Humane Education）から

　　　　動物介在教育（Animal-assisted Education）へ～　　25

第4章　子どもの学習における動物の役割を考える　　　　45

第5章　動物福祉と動物介在教育・療法のこれから　　　　57

第6章　ヒポセラピー（馬介在療法）の効果　　　　　　　81

第7章　馬介在療法の科学的効果－内科医の視点から－　　95

第7回北里大学農医連携シンポジウムアンケート　　　　111

著者略歴　　　　　　　　　　　　　　　　　　　　　　167

Health and the Coexistence of Humans with Animals

Contents

Welcome Address
                                                                    119
The Spirituality of Humans and Animals
                                                                    121
The Desirable Relationship between Humans and Animals
                                                                    129
Animal-assisted Education From Humane Education
to Animal-assisted Education
                                                                    134
The Role of Animals in Children's Learning
                                                                    142
The Future of Animal Welfare, and Animal-Assisted Education
and Therapy
                                                                    147
The Benefits of Hippotherapy
                                                                    156
Scientific Effects of Hippotherapy: A Physician's Perspective
                                                                    163

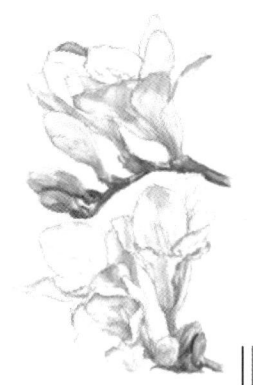

『動物と人が共存する健康な社会』
発刊にあたって

柴 忠義
北里大学学長

　動物介在教育・療法学会の設立趣意の冒頭は，19世紀フランスの歴史家ジュール・ミシュレーの言葉，「生命は自らとは異なった生命と交流すればするほど，他の存在との連帯を増し，力と，幸福と，豊かさを加えて生きるようになる」ではじまる．人は人と人の関係において，はじめて豊かな人であるように，人は動物との関係においても精神的な豊かさを増して生きていける．

　世界保健機関（WHO）は 1999 年に健康の定義の改正案，「健康とは，身体的・精神的・スピリチュアル・社会的に完全に良好な動的状態であり，単に病気あるいは虚弱でないことではない」を掲げている．この定義は改正さ

れるに至っていないが，健康におけるスピリチュアルな概念は，社会が複雑多岐にわたる構造へと変動するなかで，ますます重要になる．

わが国においても，健康に関わるスピリチュアルな課題が動物介在教育・活動・療法などを活用して研究されはじめて久しい．その結果，これらの手法が人間の健康増進，医学における補完医療，高齢者や障害者の正常化，さらには子供の心身の健康的な発達に大きな役割を担っていることが認知され始めた．

とはいえ，わが国における動物介在教育・活動・療法などを進展させるためには，活用動物の習性や行動に基づく介在方法，公衆衛生上の評価，さらには倫理規定など周辺環境の整備がまだ十分に整っていない現状がある．

20世紀が技術知の勝利であるとすれば，21世紀は技術知を活用して得られた生態知，さらには技術知と生態知を連携した統合知を獲得する時代といえるかも知れない．さらに，自然科学を活用したスピリチュアルな幸福や豊かさを求める時代ともいえるであろう．

このような視点から，北里大学農医連携学術叢書第8号では「動物と人が共存する健康な社会」の刊行を企画した．人と動物とスピリチュアリティ，人と動物の望ましい関係，動物介在教育，子供の学習における動物の役割，動物福祉と動物介在教育・療法，ヒポセラピー（馬介在療法），馬介在療法の科学的効果などの視点から，農学と医学がどのように連携できるかをこの冊子でも考えていきたい．

この冊子により，環境を通した農と健康の問題に対する新たな発想や示唆が生まれ，農医連携の科学が少しでも進化することを願ってやまない．

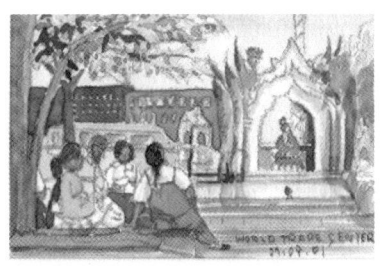

第1章
人と動物とスピリチュアリティ

陽　捷行

北里大学教授

1. はじめに

　科学は，み（見・視・観・診）えぬものをみせる歴史でもあった．例えば，アルキメデスは円周率，コペルニクスは地動説，ガリレオは詳細な月面，パスカルは圧力，ニュートンは万有引力，ダーウィンは生物進化，パスツールは嫌気性菌，ハーバーは窒素分子からアンモニア整製，エジソンは電気，マルコーニは無線電信，ガモフは放射性原子核のアルファ崩壊，ウェゲナーは大陸移動，ワトソンは DNA 二重螺旋，アインシュタインは光速度を見せてく

れた．われわれはこれらの発見または発明を，それまで目でみたことはなかったが，事象が存在することを知った．

　哲学もまた，みえぬものをみせる歴史であった．例えば，プラトンは普遍的真理，デカルトは二元論，カントは真・善・美，ヘーゲルは観念論，キルケゴールは美的・倫理的・宗教的実存，ニーチェは実存主義とニヒリズム，ハイデッガーは現象学と存在論，サルトルは無神論的実存主義，ウィトゲンシュタインは分析哲学をみせてくれた．われわれは脳の中でこれらの事象を概念として認知している．

　今から二千年以上前（紀元前460年～紀元前377年），古代ギリシャのエーゲ海のコス島に世襲制の医者の子として生まれたヒポクラテスは，ひとつの警句を残した[1]．

> 科学と意見という，二つのものがある．
> 前者は知識を生み，後者は無知を生む．

　新しい治療法が提案され，それが有効であるかどうかを判断するためには，意見ではなく科学で実証するべきだと，ヒポクラテスは説いたのである．科学は仮説を立て，実験や観察を行い，得られた真実についての客観的な合意を得ようとする．そのために真実を現場で試し，多くの識者と討議し，一定の結論に達する．結論に達してからも，間違いがないか再び検証する．そして，その真実が座標軸のどの範囲まで有効であるかをくり返し検証する．

　一方これとは対照的に，意見は主観的で対立し，正否を問わず雰囲気や宣伝形態や権威などによって普及されがちである．

　本書は，今日急速に世間の関心が深まっている「動物と人が共存する健康な社会」と題して，「人と動物とスピリチュアリティ」「人と動物の望ましい関係」「動物介在教育－ヒューメイン・エデュケーションから動物介在教育へ－」「子供の学習における動物の役割を考える」「動物福祉と動物介在教育・療法のこれから」「ヒポセラピー（馬介在療法）の効果」「馬介在療法の科学的効果－内科医の視点から－」の章を設け，ヒポクラテスの警句を

指針としてその内用に迫りたいと考えている.

　とはいえ, 人と動物の望ましい関係は人の健康に影響する. 人の健康は物理的な身体の健康と, 簡単に身体には現れない内面的な健康とが介在する. そこには, 精神的または心の縁(よすが)に関わる事象がある. スピリチュアリティである.「人と動物とスピリチュアリティ」と題したこの章は, 動物が人に与えるみえないスピリチュアリティを探求しなければならないことについて書く. したがって, 内容は上述した科学と哲学の発明・発見に類似した事象, みえないものを含むことになる.

　したがって, 健康とスピリチュアリティの関係, さらにはスピリチュアルが何であるかの理解が必要となる. ところで, 世界保健機関 (WHO) では, 健康についての定義が検討されてきた. この健康については, 後に詳しく述べるが, WHO で検討された「健康」の定義は,「完全な肉体的, 精神的, spiritualおよび社会的福祉のdynamicな状態であり, 単に疾病又は病弱の存在しないことではない」[2]とあり, 目にみえないものを明確にしようとした.

　以下のことも後述するが, WHO は緩和医療でこのスピリチュアリティを次のように定義している. 緩和医療とは「治療を目的とした治療に反応しなくなった疾患を持つ患者に対して行われる積極的で全体的な医療ケアであり, 痛みのコントロール, 痛み以外の諸症状のコントロール, 心理的な苦痛, 社会面の問題, spiritual problem の解決が最も重要な問題となる」とあり, スピリチュアルな問題に取り組むことが重要であると明記している[3]. これもみえないものの定義である.

　このみえないスピリチュアリティは, いつの日か上述した科学や哲学が, われわれにみえるようにしてくれるであろう. これまで, スピリチュアリティという概念は科学的でないと主張してきた人びとにも解るような形で.

　詩人は過剰な言葉や数式などを使わずに, いとも率直に見えないものでも在ることを教えてくれる. 金子みすゞの詩は, その代表であろう.

星とたんぽぽ

青いお空のそこふかく，海の小石のそのように，夜がくるまでしずんでる，

昼のお星はめにみえぬ．見えぬけれどもあるんだよ，見えぬものでもあるんだよ．

ちってすがれたたんぽぽの，かわらのすきに，だぁまって，春のくるまでかくれてる，

つよいその根はめにみえぬ．見えぬけれどもあるんだよ，見えぬものでもあるんだよ．

土

こっつん こっつん ぶたれる土は よいはたけになって よい麦生むよ．

朝からばんまで ふまれる土は よいみちになって 車を通すよ．

ぶたれぬ土は ふまれぬ土は いらない土か．

いえいえそれは 名のない草の おやどをするよ．

2．スピリチュアリティとは

　WHO は，憲章前文のなかで「健康」を「完全な肉体的，精神的および社会的福祉の状態であり，単に疾病または病弱の存在しないことではない（昭和 26 年官報掲載）：Health is a state of complete physical, mental and social well-being and not merely the absence of disease or infirmity」と定義してきた．

　その後，1998 年の WHO 執行理事会において「健康」の定義を「完全な肉体的，精神的，**spiritual** および社会的福祉の **dynamic** な状態であり，単に疾病または病弱の存在しないことではない：Health is a **dynamic** state of complete physical, mental, **spiritual** and social well-being and not merely the absence of disease or infirmity」に改訂する議論が行われた[2]．しかし結局，この提案は採決に至らなかった．

　WHO は上述した健康の定義改訂の議論の前に，すでにスピリチュアリティに関する問題を緩和医療の中で取り上げていた．緩和医療とは「治療を目的とした治療に反応しなくなった疾患を持つ患者に対して行われる積極的で全体的な医療ケアであり，痛みのコントロール，痛み以外の諸症状のコントロール，心理的な苦痛，社会面の問題，spiritual problem の解決が最も重要

な問題となる」[3,4] とあり，スピリチュアルな問題に取り組むことが重要であると明記されている．

スピリチュアルとは，次のように記述されている．「霊的（スピリチュアル）とは，人間として生きるということに関連した経験的一側面であり，身体感覚的な現象を超越して得た体験を表す言葉である．多くの人にとって『生きていること』がもつ霊的な側面には宗教的な因子が含まれているが，『霊的』は『宗教的』と同じ意味ではない．霊的な因子は身体的，心理的，社会的因子を包含した人間の『生』の全体像を構成する一因子とみることができ，生きている意味や目的についての関心や懸念と関わっていることが多い．時に人生の週末に近づいた人にとっては，自ら許すこと，他の人々との和解，価値の確認などと関連していることが多い」[3,4]．日本医師会の「2008年版 ガン緩和ケアガイドブック」では，このスピリチュアルな問題に関して「生きている意味や価値についての疑問」と説明されている[4]．「スピリチュアル」という表現は，すでに21年前の1989年にWHO緩和医療とWHOの健康の定義で議論されていた．

スピリチュアルという言葉は，マスコミニュケーションの影響で神秘性や超常性といったイメージばかり強調され，本来の意味が理解されにくい状況にある．これには，人生の意味・目的などの自己超越，大自然への畏怖や命の永続性などの自己超越，この他にも個人や民族の文化・宗教など多用な要素や重み付けがあるだろう．動物と人が共存すること，神社や墓に参ること，花や空を美しいと思うこと，先祖の供養，「いただきます」という言葉などにもスピリチュアルは適応されると思う．

人と動物の望ましい関係，子供の学習における動物の役割，動物を介在する教育や療法，ヒポセラピー（馬介在療法）など，スピリチュアリティを抜きにしては考えられない．

3．はたして共通の定義は？

健康に及ぼす影響をきわめて科学的な立場から研究した Harold G. Koenig（コーニック）は，「スピリチュアリティが健康をもたらすか―科学的

研究にもとづく医療と宗教の関係―：Medicine, Religion, and Health ― Where Science and Spirituality Meet―」と題する冊子を2008年に出版した．時をまたず翌年の2009年，この本は旭川医科大学の杉岡良彦氏によって翻訳された[5]．ここでは，スピリチュアリティと健康に関わる科学的研究に基づく多くの論文の成果が整理され，専門以外の素人にもわかりやすく解説されている．

そこでは，スピリチュアリティという用語に対して二つの定義が提案されている．ひとつはスピリチュアリティと健康の関係を調査し研究するための定義，他は研究した所見を患者のケアに応用するための定義である．この分野で著名な数人の研究者とコーニックの定義が紹介されるが，その様態は多岐にわたる．

これらのスピリチュアリティの定義には，多くの意味・目的，心の平安・救い，他者とのつながり，信念・価値，驚き・畏敬・愛・許し・感謝などの感情，支援，そのほか健康的で肯定的な用語など数多くの概念が含まれていることである．定義しようとする人によって，どのようにでも定義される．こうした広範な定義は臨床ではうまく機能するが，研究をするには大きな混乱をもたらすであろう．これらの現状をみると，近い将来われわれがスピリチュアリティに関する共通の定義を見出すことはできそうもない．

なぜなら，スピリチュアリティの定義は，本来人生の究極的な意味や目的を探求するというところに誰もが基本をおいている．また，スピリチュアリティの概念は，すべての社会や文化・文明で見いだされる．さらに，スピリチュアリティは複雑で多次元的な人間経験の一部でもある．そこには，認知的・経験的・行動的側面がある．

しかし，スピリチュアリティという言葉を漠然と使用することは，研究の方法論の視点から問題がある．スピリチュアリティを含む健康に関する研究において，さらなる知識を獲得するには，新たな明瞭性と特異性が必要である．そのとき，例えば本書のように「動物とヒトが共存する健康な社会」と題する事象を語るときは，人道的とか教育的とか教育心理的とか，すでに確立されている心理学的な用語を使用するべきであろう．そのことは，各章の筆

者の内容にも表現されている.

わが国でも,人の健康にとってスピリチュアリティがきわめて重要であることは十分認知されていたが,その重要性に鑑み「日本スピリチュアルケア学会」が2007年に発足した[6].設立趣意書には次のようなことが書かれている.「本会は,すべての人々がスピリチュアリティを有しているという認識に基づき,医療,宗教,福祉,教育,産業等のあらゆる領域において,それぞれの分野が持つ壁を超越するかたちでスピリチュアルケアを実践することこそが,スピリチュアリティの深層の意味を問う作業であるという理念をかかげ,スピリチュアリティの理論的かつ実践的課題を解明することによって,現代に渦巻く様々な問題の解決に努めて行こうとするものである」.

日本スピリチュアルケア学会の日野原重明理事長は,スピリチュアルの代わりに平仮名の「いのち」という言葉を使っているという[7].日本人にとってはこの方がしっくりするのであろう.本書もスピリチュアルケアの概念の傘下にあるといえる.

4．人と動物の関わり

人と動物との関係学は,これまで主として文化人類学の一領域に属していたが,生態人類学,民族生物学,動物学,畜産学,獣医学など他の専門領域の学徒もこの分野の研究を推進してきた.そのため,それぞれの専門領域では研究の関心や手法が異なり,研究成果の総合的な実態がつかみにくい現状にあった.1995年に東京大学の林良博教授の呼びかけで,理系と文系に散在するこの分野の研究者だけでなく,動物愛護や動物園の関係者らも加わり「**ヒトと動物の関係学会**」が設立された[8].

この学会は,研究課題の方向性を二つ設定している.動物と人の間の現実的課題をいかに解釈し,その対策を講じるかという目的指向的な方向と,動物そのものの特性や人間自身を知り,知識を豊かにしたいという知的指向的な方向である.そのためには学際的な学術研究を必要とするが,自然科学系の研究者のみならず,社会科学系,人文科学系の研究者も参加している.また,人と動物の新しい文化を創造することも目的の一つで,作家,写真家な

ど動物との関わりを持つ芸術分野に携わる人も参加している．

この学会の成果の一部が，最近「ヒトと動物の関係学（岩波書店）」[9-12]にまとめられた．そのうち「ペットと社会」[11]では，ペットと現代社会との関わりを明らかにし，その問題と可能性を探っている．医療と動物の視点から「アニマル・セラピー」の位置づけがなされる．補完代替医療の分類からすれば，これは精神・身体インターベンションや生物学に基づく療法に属する．

人と生物の関係は人間が属する民族や文化が深く関わっているとの認識から，2004 年には「**生き物文化誌学会**」[13] が設立された．この学会は「生き物」という言葉に表れているように，動物のみでなく植物や微生物のほか，ヒトのスピリチュアリティに関わる問題，例えば人間の物語として存在してきた「化け物」まで対象を広げている．

この学会の趣意書の一部を紹介する．この学会の目的も，人と動物を含む生き物の関わりにある．

『「生き物文化誌学会」は，「生き物」についてのさまざまな知見を得て，さらにそれらの「生き物」が人間文化とどのように関わっているのか，その物語を調べていくことを目的としています．

本学会には，大きく 3 つの特徴があります．第 1 は，ここであつかう「生き物」は，一般の生物だけでなく，伝承の河童（かっぱ）や鬼のような「生き物」までを含みます．

第 2 には，「生き物」と，私たち「人」が日々の生活のなかでどのように接し，どのように関わっているかを考究します．そして 3 つ目として，学者や研究者だけの学会ではなく，「生き物」とその文化に興味をもつ人が参加出来る集まりなのです』

一方，わが国でも健康に関わるスピリチュアルな課題が動物介在教育・活動・療法などを活用して研究されはじめて久しい．その結果，これらの手法が人間の健康増進，医学における補完医療，高齢者や障害者の正常化，さらには子供の心身の健康的な発達に大きな役割を担っていることが認知され，わが国でも 2008 年に「**日本動物介在教育・療法学会**」[14] が設立された．

この学会の設立趣意書の一部を紹介する．

『近年わが国においても，動物介在教育，動物介在活動，あるいは動物介在療法が人間の健康増進，医療の一部における補完医療，高齢者や障害者のノーマライゼーション及び子供の心身の健康的な発達に大きな役割を担っているということが認知され始めてきた．

しかし，わが国における動物介在教育・動物介在療法は，新しい分野であり，根底をなす活用動物の習性や行動に基づく介在方法，活用動物の行動および公衆衛生上の評価，倫理規定すら確立されてない．動物介在教育および動物介在療法の効果や有用性を科学的に立証する為には，活用動物の適切な導入法や活用方法を確立し，有効性および有用性に関する科学的論証の蓄積が不可欠である．

加えて，動物介在教育及び動物介在療法は新しい分野であることから，これらに携わる専門家の人材教育も行っていかなければならない．この分野の教育基準の確立や教育機関の設立，介在動物とボランティアの育成またその資質を評価する基準と評価できる人材の教育，動物介在教育や動物介在療法を実施する専門家や施設と介在動物とボランティアをコーディネートする人材や，ボランティア教育とその派遣を担う組織も必要である．

このように，この分野の発展には多くの課題が存在する．これらの現実的課題に取り組むためには，幅広い領域の研究者，動物介在教育及び動物介在療法の実施者による総合的研究の推進が求められている』．

とはいえ，わが国における動物介在教育・活動・療法などを進展させるためには，活用動物の習性や行動に基づく介在方法，公衆衛生上の評価，さらには倫理規定など周辺環境の整備がまだ十分に整っているとはいえない．本書は，上述したスピリチュアリティの問題を「人と動物の関係学」「生き物文化誌学会」「日本動物介在教育・療法学会」の立場から考える場にもなるであろう．

5．農医連携を通した動物と人が共存する健康な社会をめざして

農と環境と医療，すなわち環境を通した「農医連携」に関して，国内におけ

る地際,世界における国際,専門分野における学際,そして現在と未来の間の世代関係のあるべき姿を,誰が代表して考察するのか.となれば,その第一人者は知識人であろう.

 しかし,近現代において知識人は衰退する一方である.そのかわりに,特定分野に長けた専門家が増えている.その傾向は,いわゆる高度情報化の動きのなかでさらに加速している.知識を総合的に解釈する者が少なくなって,知識を部分的に分析したり現実的に利用する者が,わがもの顔をしはじめている.そのうえ,多くの専門家はその分野の責任を避けるため,専門に没頭しているかのようにもみえる.環境を通した「農医連携」問題は,知識人たることがきわめて難しい分野である.どう対応したらいいのか.

 北里大学では,「知と知」の「分離の病」を克服すべく「統合知」の立場から「農医連携の科学」を提唱して 4 年が経過した.その経過と内容については,北里大学ホームページの「農医連携」[15] や,養賢堂から出版している「北里大学農医連携学術叢書第 1〜6 号」[16-21] および「Kitasato University Agromedicine Series 7: Agriculture-Environment-Medicine」[22] に詳しく紹介した.

 これまでは,「農医連携」のあるべき姿を探求する材料を提供するため,以下のシンポジウムを開催してきた.第 1 回: 農・環境・医療の連携を求めて,第 2 回: 代替医療と代替農業の連携を求めて―現代社会における食・環境・健康―,第 3 回: 鳥インフルエンザ―農と環境と医療の視点から―,第 4 回: 農と環境と健康に及ぼすカドミウムとヒ素の影響,第 5 回: 地球温暖化―農と環境と健康に及ぼす影響評価とその対策・適応技術―,第 6 回: 食の安全と予防医学,第 7 回: 動物と人が共存する健康な社会.

 本書は「動物とヒトが共存する健康な社会」と題した第 7 回シンポジウムの内容をさらに深めた内容を志したが,この課題をさらに深めるためには次のような項目も加味する必要があることは,十分承知している.今後,この種の内容が加味されることによって「動物と人が共存する健康な社会」の内容は,さらに深化するであろう.

 例えば,人と動物の良き相互関係,動物が人間に与える影響,人間が動物

に与える影響，動物と人間の関係の止揚，野生動物の保護管理，伴侶動物学，動物行動学，バイオセラピー，生物多様性科学，応用動物科学，産業動物医学，動物介在活動，動物介在療法，人獣共通感染学，人と動物の歴史，野生動物の分類保全管理，野生動物医学，野生動物と農業被害，野生動物との共生，野生生物保護学，自然保護計画，野生生物と環境，絶滅種，野生動物のリハビリテーション，人獣感染防御，伴侶動物と人の共生，人と動物の物流の増大（人獣感染・食品医薬品の安全性・環境と野生生物）など．

さらに，「動物と人が共存する健康な社会」の内容を深化するためには，内容の背景の裏にあるスピリチュアリティの問題を避けて通ることはできないであろう．

参考文献・資料

1) 代替医療のトリック: サイモン・シン，エツァート・エルンスト著，青木薫訳，新潮社（2010）
2) 厚生労働省HP報道発表資料: WHO憲章における健康の定義の改正案について，http://www1.mhlw.go.jp/houdou/1103/h0319-1_6.html
3) がんの痛みからの解放とパリアティブ・ケアーがん患者の生命へのよき支援のために: 世界保健機関編，武田文和訳，金原出版（1993）
4) 杉岡良彦: 医学教育の中でスピリチュアリティに関する講義が必要か，旭川医科大学紀要，一般教育，25, 23-42 (2009)
5) スピリチュアリティは健康をもたらすか: ハロルド G. コーニック著，杉岡良彦訳，医学書院（2009）
6) 日本スピリチュアルケア学会 HP:http://www.spiritual-care.jp/
7) 佐久間哲也: 日本スピリチュアルケア学会発足の背景，田方医師会報，70, 1643-1646 (2009)
8) ヒトと動物の関係学会 HP:http://www.hars.gr.jp/
9) 動物観と表象: ヒトと動物の関係学 第1巻，奥野卓治・秋篠宮文仁編著，岩波文庫（2009）
10) 家畜の文化: ヒトと動物の関係学 第2巻，秋篠宮文仁・林　良博編著，

岩波文庫（2009）
11) ペットと社会: ヒトと動物の関係学 第3巻, 森　裕司・奥野卓司編著, 岩波文庫（2009）
12) 野生と環境: ヒトと動物の関係学 第4巻, 池谷和信・林　良博編著, 岩波文庫（2009）
13) 生き物文化誌学会 HP:http://www.net-sbs.org/
14) 動物介在教育・療法学会 HP:http://www.jsaet.org/
15) 北里大学 HP:「情報: 農と環境と医療」（北里大学学長室通信）, http://www.kitasato-u.ac.jp/daigaku/noui/index.html
16) 陽　捷行編著:現代社会における食・環境・健康, 北里大学農医連携叢書第1号, 養賢堂（2006）
17) 陽　捷行編著: 代替医療と代替農業の連携を求めて, 北里大学農医連携叢書第2号, 養賢堂（2007）
18) 陽　捷行編著: 鳥インフルエンザ－農と環境と医療の視点から－, 北里大学農医連携叢書第3号, 養賢堂（2007）
19) 陽　捷行編著: 農と環境と健康に及ぼすカドミウムとヒ素の影響, 北里大学農医連携叢書第4号, 養賢堂（2008）
20) 陽　捷行編著: 地球温暖化－農と環境と健康に及ぼす影響評価とその対策・適応技術－, 北里大学農医連携叢書第5号, 養賢堂（2009）
21) 陽　捷行編著: 食の安全と予防医学, 北里大学農医連携叢書第6号, 養賢堂（2009）
22) Minami, K. ed.: Agriculture-Environment-Medicine, Kitasato University Agromedicine Series 7, Yokendo (2009)

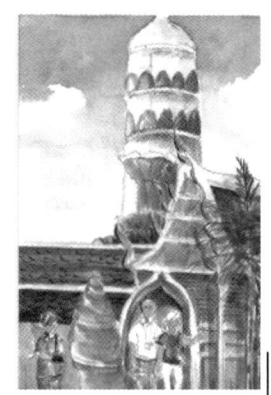

第2章
人と動物の望ましい関係

林　良博
東京大学大学院農学生命科学研究科教授

　近年,人里に下りてくる野生動物が急増し,3年前には4,000頭を超える熊が射殺された.地上最大の動物であるゾウも,生息数が急激に減少しているにもかかわらず,世界各地で捕殺されている.しかし3年前にコスモス国際賞を受賞したスクマール博士によれば,インドでは毎年250名の人間がゾウに襲われ死んでいるにもかかわらず,それを理由に処分されるゾウは1,2頭であるという.一方ドイツでは,動物と暮らすことによって毎年7,000億円を超える医療費が節減されているという試算がある.このような人と動物をめぐる複雑な状況において,21世紀の人と動物の関係はどうあるべきかを論ずる.

動物には野生動物だけでなく，家畜や家禽など，人とともに暮らす動物たちがいる．かつての日本の農山漁村は，貧しいながらも豊かな自然と文化の中で，子どもたちを健全に育てる能力を有していた．いまや 1,000 戸ほどに減少してしまった養蚕農家も，最盛期には 120 万戸もあり，子どもたちは蚕とはどんな生き物かを日常的に知っていた．戦後の一時期とはいえ，山羊・緬羊を 1, 2 頭ずつ副業として飼育していた百万農家も激減し，日本緬羊協会は日本畜産技術協会に吸収合併された．多くの子どもにとって，山羊・緬羊は農村ではなく，動物園に展示される動物になってしまったのである．

家畜家禽だけでなく，野生動物の多くも絶滅したか，絶滅寸前のところまで追い込まれてしまった．かつて 5,000 もの地方名をもっていたメダカがその典型で，小学五年生の教科書に描かれているメダカは，メダカではなくヒメダカになってしまった（その結果，子どもたちはメダカのおなかは赤いと信じている）．

日本の新・生物多様性国家戦略は，生物多様性は三つの危機に直面しているという．第一の危機は，人間による過度の開発によって種の減少や絶滅が起こることであり，日本産のトキなどはこの典型である．第二の危機は，第一の危機とは正反対に，自然に対する人間の働きかけが減っていくことによって生物多様性が減じることである．里地里山の荒廃がその典型である．第三の危機は，移入種や化学物質による影響で，アライグマ，ブラックバスなど人間によって外国から持ち込まれた種が地域固有種を脅かしている．

1995 年に「ヒトと動物の関係学会」を設立してから 15 年が経過した．しかし，わたしはいまだに「ヒトと動物の関係学」を確立された「一つの」学問と呼べないでいる．それは海老原明夫教授（東京大学法学部）が，"「比較法史学」を単なる学際的な研究プロジェクトではなくて，「一つの」学問と敢えて呼ぶ"と述べた決意と対照的である．

もちろんわたしたち「ヒトと動物の関係学会」も比較法史学会と同様に，「学際的」という「言葉は美しいが単なる寄せ集め」を避けようと最大限の努力を払ったし，会員も"自分自身の研究対象や方法を超えて議論を展開するだけの能力と度量を備えて"いた．しかし青木人志氏が，その著書「動物の

比較法文化」(有斐閣)のはしがきにおいて「比較法文化論」という言葉を用いたと同じ脈絡において，わたしは「ヒトと動物の関係性」をいまだに「学」とは呼べないでいる．

　その理由を自己分析してみると，「理」より「情」の方がより強く「人と動物の関係性」を支配しているのではないかという，ごく当たり前の結論が得られた．「学」をどのように定義するか，人によって異なるであろうが，学界の多くは普遍的原理の追求を「学」の基本的使命としている．竹内実氏が述べたように，"「理」は「理」であるとしかいいようのないもの"ではあるが，「情」とくらべると遥かに「法」に馴染むだけの普遍性を有しており，「法」に重点を置こうが「理」に重点を置こうが，これら二者は「学」の世界で議論を展開することが可能である．

　しかし「情」の世界を「学」に持ち込んで議論を展開するとなると，これはかなり厄介な作業となる．わたしたちは「ヒトと動物の関係学会」で，自分自身の研究対象や方法を超えて議論する際に重視したのは，その「能力」よりも「度量」であった．相手の話しを聞いているうちに沸き起こる不愉快な「情」を抑えていかに理性的な議論ができるか，それを試す場として学会を設立したが，結果としてうまく機能したのである．

　わたしたち学会の発起人にとって，これは予想外のことであった．多くの集合住宅でペットの飼育を認めるか否かをめぐって激しい「言い争い」があったし，これからも続くであろうが，それはわたしが体験した限りではとても議論といえるものではなく，「情」と「情」のぶつかり合いでしかない．そのような状況において，他人の話しを聞いて全体で議論するだけの度量をもつ人がどの程度存在するのか予想できなかったが，こうした杞憂を吹き飛ばすような成熟した議論が 15 年以上も続いて現在に至っている．成熟した議論を可能にしたのは，「関係の多様性」が存在することをまず認識し，それを前提に議論しようとする会員の真摯な態度であった．それは普遍性の追求だけが「学」であるとする，とくに前世紀の「理系」人間にみられた偏狭でかたくなな態度ではなく，個別性や地域性のような「多様性」を大切にしたいという人々が増えたことによるのであろう．その象徴的な出来事として，「動

物の保護および管理に関する法律」が「動物の愛護および管理に関する法律」へと改正されたことがある．

　法律の名称としては「保護」が「愛護」に変わっただけに過ぎないが，「愛護」という言葉はいまだに生物学の世界で市民権を得ていないものであり，前世紀の「理系」的発想からすると到底認められない名称なのである．そもそも「愛護」を英訳しようとするならば，どのような英語を充てることができるのか．「保護」と「保全」を正確に使い分けている「理系」人間にとって，英語にならない言葉を使うこと自体が赦しがたいことである．また人とペットの関係のように，主体と客体とが相互に影響しあうような関係性を表現した「愛護」という言葉に対する蔑視を，前世紀の「理系」人間は隠しきれない．そうした人間たちにとって，改正された「動物の愛護及び管理に関する法律」の第1章「総則」に多用されている「命あるものである動物」という言葉の意味を理解することが困難である．動物が「命あるもの」であるのは生物学の常識であり，当たり前のことを何度もくり返している法律に，嫌気がさすことはあってもその真の意味を理解しようとはしない．

　しかし人々の多くは，もっと素直に総則を理解しようとしている．昭和48年に制定された「動物の保護及び管理に関する法律」は，その基本原則において"何人も，動物をみだりに殺し，傷つけ，または苦しめることのないようにするのみでなく，その習性を考慮して適正に取り扱うようにしなければならない"と高らかに動物愛護の精神を謳っているが，その後の二十数年間の経緯をみると必ずしもこの高貴な精神が生かされてこなかったという反省をこめて，"動物が命あるものであることにかんがみ"という一文が改正された法律に付け加えられたことを直感的に理解しているのである．

　日本人は千葉徳爾氏のいうように，動物を"敬して遠ざけて"きた民である．それは国土の大半が森林に覆われ，人は里に住み，動物は山に棲むことを可能にした風土が生んだ「人と動物の関係性」の一形態であった．しかし，もはやそのような棲み分けが不可能になった今日において，日本人の「情」に合った「理」が形成され，その「理」に基づいて「法」が整備されなければならない．

それが21世紀に望まれる人と動物の関係性を担保するであろう．

（本稿および本稿の後に掲載した図は，平成22年3月4日に北里大学白金キャンパスにて行われた第7回北里大学農医連携シンポジウム「動物と人が共存する健康な社会－現代社会における食・環境・健康－」のアブストラクトと講演資料からの引用である）．

人と動物の関係について冷静な論議
学会の設立

愛護派
1頭たりとも殺すな

撲滅派
皆殺しにしろ

現行の人と動物の関係

人と動物の関係（人とゾウ）

30年前までのインドでは、年間1000人以上がゾウに殺されていたが、現在は250人程度に減少。その理由は、スクマール博士の助言に基づき、密造酒を廃止して集落にオス象を誘引しないように努めたことと、緑の回廊を設置したことによるところが大きい。

しかし、今なおゾウによる農作物の被害はアジアとアフリカを併せると年間数百億ドルに上る。どのような「人とゾウの関係」を構築できるか、今後の課題である。

アホウドリの復活計画

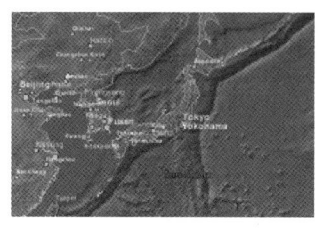
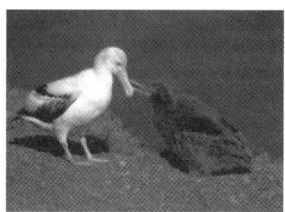

現在の繁殖地
東京都伊豆鳥島：東京から600Km

アホウドリは1902年までに鳥島で約5百万羽が羽毛採取のために殺された

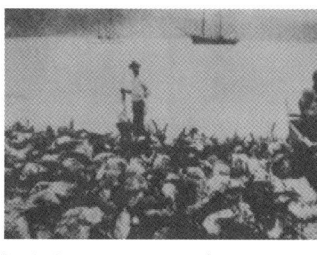

小笠原諸島
聟島列島で
も1930年
代まで繁殖
しており、
数10万羽
が捕殺され
た

1930年
山階芳麿
2,000羽確認

1933年
禁猟区指定の直
前に大部分の個
体が捕殺

一旦絶滅したと思われていたが1951年に再発見された

アホウドリ引越し作戦
安全な営巣場所に新たなコロニーを作り、
噴火や土砂崩れなどの危険を回避し、
繁殖率を向上させる

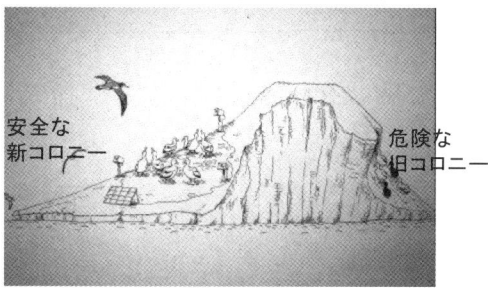

安全な
新コロニー

危険な
旧コロニー

新コロニーの確立

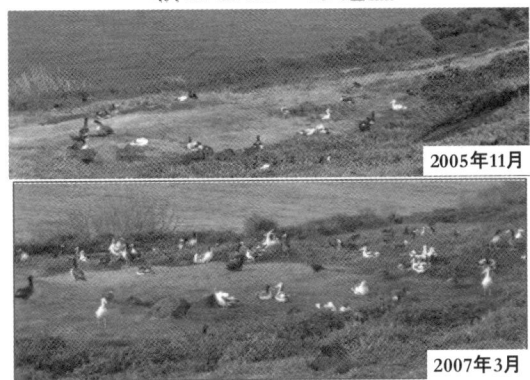

2005年11月

2007年3月

人と動物の関係（アホウドリ）

動物は保守的であることが多い。
いかに危険な場所であろうとも、そこから離れようとしないアホウドリたちを手助けして、安全な場所に移動させる。
それも、新しい段階の「人と動物の関係」である。
なお現在、火山島である鳥島から聟島へ移動作戦を展開中。

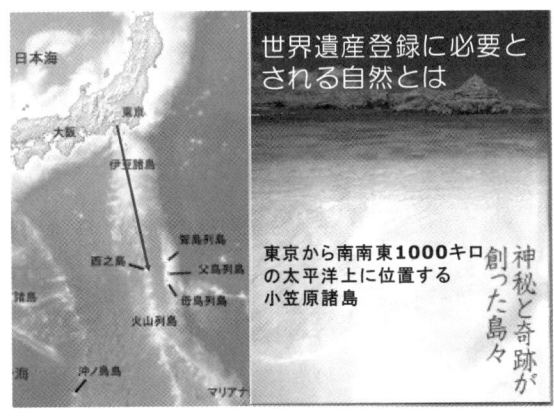

世界遺産登録に必要とされる自然とは

東京から南南東1000キロの太平洋上に位置する小笠原諸島

神秘と奇跡が創った島々

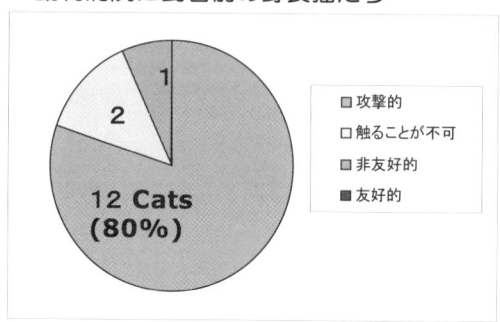

動物病院に到着前の野良猫たち

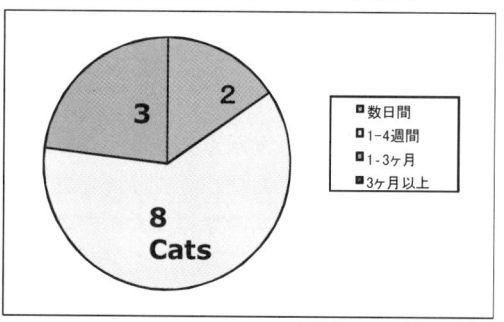

友好的な猫になるまで要した期間

人と動物の関係（野良猫の排除）

小笠原諸島を世界自然遺産に登録してもらうことによって、地域の活性化をはかる。
そのため東京都獣医師会は、ノラネコの避妊去勢作戦を展開してきた。
しかし現在は、ノラネコを小笠原諸島から排除する段階に至った。
それも、**新しい段階の「人と動物の関係」**である。

ナベヅルの繁殖地と越冬地間の渡りコース

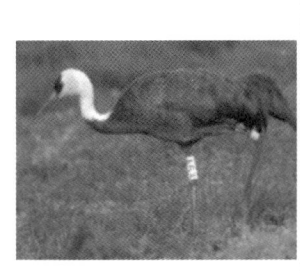
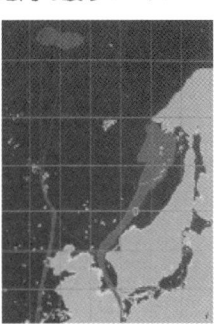

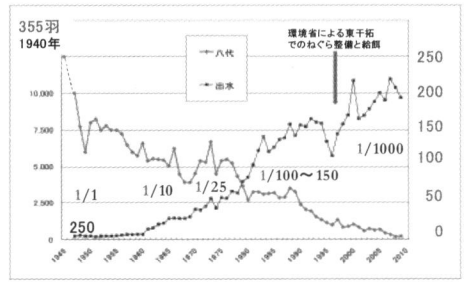

八代（山口県）と出水（鹿児島県）のナベヅル個体数の推移

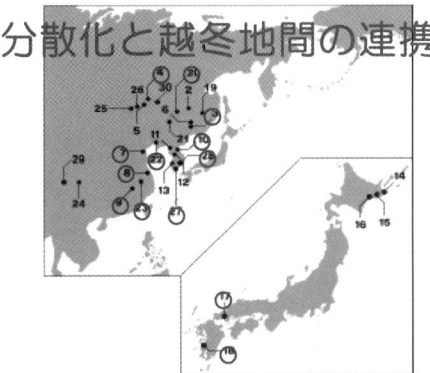

北東アジア地域ツル類重要生息地ネットワーク

人と動物の関係（ナベヅル）

動物は未来を予測することができない場合がある。
密度過剰の出水と過疎化が進行中の八代。
万が一、鳥インフルエンザが出水の個体群に入り込めば、大打撃を受ける。
それを防ぐための、分散化と地域連携。
それも、**新しい段階の「人と動物の関係」**である。

ヤンバルクイナ

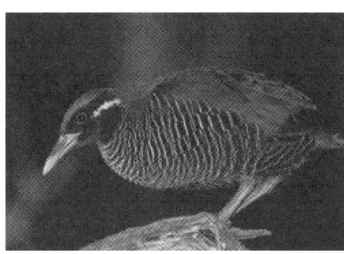

- 沖縄島北部の固有種
- 野生鳥類の新種発見は94年ぶり
- 地上生活に適応
- ねぐらは樹上
- 全長約35cm、体重約400g
- 地上に巣をつくる
- 産卵数は4-5卵

ヤンバルクイナとマングースの分布域の変化

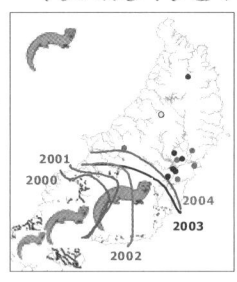

マングースの連続捕獲地点の北上
（2000-05年に約5,900頭捕獲、
●●α 単独捕獲、資料：小倉剛）

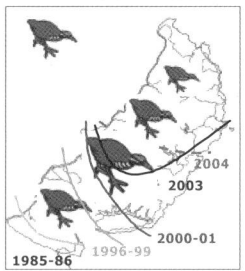

ヤンバルクイナの分布域南限の北上
（分布域は1985→2003年で
40％減少）

人と動物の関係（ヤンバルクイナ）

日本固有の動物が外来動物によって絶滅させられる例は少なくない。
もとはと言えば、外来種を導入した人が悪いのであって、動物の責任ではない。
しかし、わたしたちには固有種を守る責任がある。
それも、**新しい段階の「人と動物の関係」**である。

わたし自身の手で
農学・医学/教育・研究のために殺処分した動物

- ブタ、イノシシ、イノブタ：　合計100頭
- ハムスター：　50匹
- ハブ：　3,000匹
- トウゴウヤブカ：　250000匹 × 3年間
- スナネズミ：　500匹
- マウス：　1000匹
- イヌ：　150頭
- ウシ：　15頭
- ウマ：　15頭

動物を殺すとことによって生ずる心の痛みを回避する4つの方法

- 一神教的回避法
  食べる（利用する）動物は神が与えたもの
- 哲学的回避法（動物機械論）
  動物には心がない。単なる機械的反応
- アニミズム的回避法
  日本の動物慰霊祭
- 殺す人と食べる（利用する）人の分離
  不幸な職業的分離

第10回人と動物の関係に関する国際会議
2004.10.7-9 英国・グラスゴーで開催

- アルツハイマー病患者への効果（イタリア）
- ペットを飼っている子どもは登校率が高い（英国）
  就学前児童で18%、小学1年生で13%高い
- ペット飼育による医療費の削減効果（豪州）
  独、豪州、中国でペット飼育者はそうでない人よりも医療機関に通う回数が15‐20%少ない独で7547億円、豪州で3088億円の節約効果
- 虐待児の心を開かせるイヌの役割（ベルギー）
- 人間の膀胱癌を嗅覚で探知するイヌ（英国）

望むべき人と動物の関係

冷静な論議を通して
人と動物の関係の多様性を
理解することにより、
人間中心主義のひずみを是正し、
人と動物の両者の生活の質を
向上させること

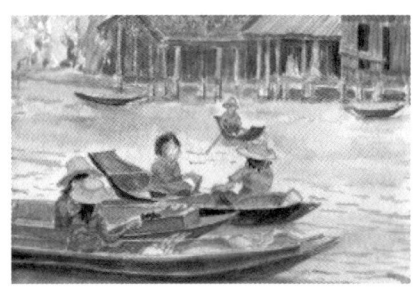

第3章

動物介在教育

～ヒューメイン・エデュケーション (Humane Education) から 動物介在教育 (Animal-assisted Education) へ～

的場　美芳子
特定非営利活動法人ひとと動物のかかわり研究会副理事長

1. はじめに

　日本ではメディアの影響もありアニマルセラピーという言葉が先行し，飼っているペットに癒されることをはじめ，ペットを伴い高齢者施設や病棟を訪ね話し相手やリクレーションを行う動物介在活動，子どもたちを対象にしたペットとのふれあい活動など様々な場面での動物とのかかわりから生じる恩恵やその活動をアニマルセラピーと呼ぶ傾向にあり，アニマルセラピーの解釈が人それぞれ異なるように，動物介在教育の解釈も様々である．

「動物介在教育」という言葉は，日本で誕生した言葉ではなく，1990年代にAnimal-assisted Activityを動物介在活動，Animal-assisted Therapyを動物介在療法と翻訳した流れから，Animal-assisted Education も動物介在教育と翻訳されて今日に至っている．動物介在教育を正しく知るために，Animal-assisted Education はどのような背景を持つのか，どのような取り組みがなされているのかを具体的に研究論文や実践経験から紐解いてみたいと思う．

2．子どもと動物に関する研究

1960年代に，臨床心理学者であるボリス・レビンソン博士（以下，博士）は，動物が子どもに良い影響をもたらすということを報告し，この時代から「人の健康への影響」，「子どもの発達への影響」，「高齢者に対する影響」について研究されるようになった．

博士は，黒のラブラドール・レトリーバー「ジングルス」という名前の犬を飼っていた．ジングルスは，患者のいる診察室に入ることはないが，その日はまだ患者が来ていない診察室で作業をする博士の足元に寝そべっていた．その日初めて博士の診察を受ける患者のジョニーとその母親は，予約の時間よりもかなり早い時間に診察室を訪れた．ジョニーは内向的な性格でひきこもりの状態が続いており，多くの病院で診察を受けても治療が困難な状態にあった．ジョニーが約束の時間より早く博士のもとを訪れたので，ジングルスが診察室にいる状況で博士がドアを開けた．すると，ジングルスはジョニーに駆け寄り，彼の顔を舐めはじめた．ジョニーは嫌がる様子を見せるどころか，ジングルスを抱き寄せてかわいがった．その後の診察でも，ジョニーはジングルスと遊ぶことを好み，ジングルスに話しかけるようなった．ジングルスと遊んでいる間，博士がジョニーに話しかけると返事をするようになる．そして，ジングルスとの関係が深まるにつれて，ジングルスを介して博士との関係も良好になり，治療がスムーズに行われるようになった．

博士は1961年にこの症例を学会で発表したが，嘲笑する人もいた．しかし，博士の発表を機に，多くの人がアニマルセラピーに関心を寄せるようになっ

た．その後，1962年に「The dog as co-therapist」という論文を発表し，1964年には「ペットセラピー」を確立．コンパニオンアニマル（伴侶動物）* は，子どもにとって自尊心，自制心，自主性，共感性の発達に貢献する事を明らかにした．

　レビンソン博士の研究をきっかけとして，子どもと動物とのかかわりに関する研究が次々と報告されるようになった．

> *コンパニオン・アニマルとは？
> 　太古から，私たち人間は様々な場面で動物たちとともに生きてきた．私たちは，食糧として，労働力として，その動物を利用してきた時代を経て，家庭内で飼育される動物との間に新たなる関係を築くようになった．ペットと呼ばれる動物に愛着を持ち，守りたい大切にしたいという思いが芽生え，ペットを世話することで得られる充足感やふれあいから生まれる歓びが私たちの心の支えとなっている．近年，ペットも社会のネットワークの一員であり家族として捉えられるようになった．このような背景の下に，特にペットを取り巻く専門家や学術分野では単なるペットではなくコンパニオンアニマルと呼んでいる．

3．非言語コミュニケーションの発達との関係

　Guttmannら（1985）は，11～16歳の子どもに幸せ，悲しみ，恐れ，怒り，驚き，嫌悪を表した29項目の写真を見せ，どの写真がその感情と当てはまるかを選ぶ調査をした．ペットを飼育している子どもの方がペットを飼育していない子どもよりも感情を読み取る能力が高く，特に犬やネコを飼っている子どもがその能力が高いという結果がでた．また，男女の比較では，女子はすべての項目において男子よりも高く，非言語コミュニケーションが優れていることがわかった．男子に注目してみてみると，ペットを飼育している子の方が，読解能力に長けているということがわかった．

　人同士の意思疎通では，身振り，手振り，顔の表情といった言葉以外の伝達方法が多くの情報量を占め，相手に気持ちを伝えるために重要な要素とな

ることは周知のことである．このような言葉以外の情報伝達の方法を非言語コミュニケーションと呼び, 非言語コミュニケーションの発達に動物との関わりがよい影響をもたらすということを Guttmann らが明らかにした．

4．共感性の発達との関係

共感には，① 他者の感情を判別する能力 ② 他者の観点，役割の立場から物事を考える能力 ③ 他者の感情を共有しその感情を表現できる能力という 3 つの要素がある．

Bryant (1985) は, ペットを飼っている子どもたちの方が共感できる能力が高いと報告し, 同様に Poresky (1990) も, ペットに対して強い絆をもっている子どもはペットを飼っていない子どもよりも共感性が高いと報告している．

また, Poresky ら (1990) は, 3〜6 才までのペットを飼育している子どもは, 同世代のペットを飼っていない子どもたちよりも感情移入 (共感性) が高いことを報告し, 子どもの社会的発達評価尺度では, ペットとの絆が強い子どもは, 「安心」の項目が高く,「非協力的」の項目は低いという結果を出した．

これらの研究結果から, ペットとの関係は子どもの社会的な発達に良い影響をもたらすということがわかり, 特に人に対する共感を育てるものは, ただペットを飼育するのではなく, 子どもがペットに対して「情」を感じることが重要であることを明らかにした．

5．動物が担う社会的サポート

McNicholas ら (2001) は, 7〜8 才の子どもたちを対象に, 彼らにとって大切な関係と思っている人や動物のトップ 10 に関する質問から, ペットは人との関係よりも高くランク付けされ, 子どもたちに, 安らぎを与え秘密を聞いてくれる社会的サポートを担う存在であることを報告している．

6．ペットが担う役割

身体的な接触やいくつかの儀式的な行動は, 抱きしめたり, 寄り添ったりするような無生物の移行対象 (例えば, 毛布やぬいぐるみなど) と関連があ

り，これらは人と動物の関係の重要な要素となっている．Triebenbacher (1998) は，ペットは子どもにとって特別な友だちであり，大切な家族の一員で，社会的相互作用や愛情，感情的なサポートをしてくれる存在であると述べ，ペットは無生物の移行対象と同様の機能を示し，子どもの感情の安らぎとして重要な役割を示すと報告している．

Poresky (1996) も，ペットがいる家庭の子どもと，いない家庭の子どもの感情や認知の発達を比較したところ，ペットの存在は子どもの全体的な発達に影響を及ぼすことを報告している．

7．精神障害を持つ子どもと動物

2000 年に入ってからの研究では，精神的な障害を持つ子どもに対する動物の効果，特に犬を用いた研究がよく報告されるようになった．Prothmann (2005) らは，子どもと犬との相互作用の分析が，児童期，青年期の精神的な診断に貢献することを示唆し，Anderson (2006) らは，重度の感情障害のある 6 名の子どものクラスに犬を導入し，① 予防や感情的危機の症状が段階的に治まる感情の安定が見られるようになった ② 学校に対する生徒の態度が改善された ③ 責任・尊敬・共感性において生徒の科目授業が促進されたことを報告している．

8．学校教育に動物を介在させて

子どもはペットを飼い，親と一緒に世話することで動物の世話をどのようにしたらよいか学ぶ．この過程において，世話ができるという達成感を味わい，できたことを親にほめられることが自尊心の向上につながるといわれている．これを裏づけるように，Bergesen (1989) は学校の教室で9ヶ月間ペットを飼育させ，子どもたちの自尊心の評価を測定し，自尊心の評価点数に顕著な上昇がみられたことを報告している．

Ascione (1996) は全てすべての教科の中で動物を学習の題材として扱った「people & animals」というプログラムを作成し，動物に対する共感性を調査した．プログラムを受けた子どもと受けていない子どもを比較し，プロ

グラムを受けた子どもは，1年後，2年後においても動物に対する共感性が高いということを報告している．

Kotrschal (2003) らは，3ヶ月間犬とともに授業を受けるなかで，子ども同士のけんかが減り，教師への集中が増したと報告している．

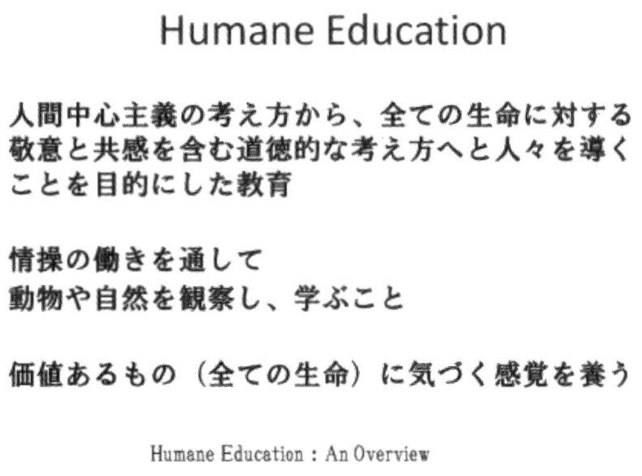

Humane Education

人間中心主義の考え方から、全ての生命に対する敬意と共感を含む道徳的な考え方へと人々を導くことを目的にした教育

情操の働きを通して
動物や自然を観察し、学ぶこと

価値あるもの（全ての生命）に気づく感覚を養う

Humane Education : An Overview

図 3.1

近年，日本においても学校教育の中で動物を介在させた教育が行われている．特定非営利活動法人ひとと動物のかかわり研究会の取組みでは，日本獣医師会宮城県支部の援助の下に，理科的手法を用いて犬を観察し犬にどのように接したらよいかを体感，体得することを目標とした「動物愛護教育」を筆者ら（2005）と実施している．高芝ら（2007）は，国語や算数の教科に犬を介在させた動物介在教育を展開し，学習意欲が高まり学習効果が上がったことを報告している．これらの研究については，後の動物介在教育の事例で詳しく述べることにする．

9．動物介在教育の基礎となるヒューメイン・エデュケーションについて

欧米では，3R (reading, writing and arithmetic) の教育よりも最も大切なことは，「人間中心主義の考え方から，すべての生命に対する敬意と共感を含む道徳上の考え方へと人々を導くこと」であると考え，1900 年代より「動物愛護の精神」を根底に据えたヒューメイン・エデュケーションが人間教育

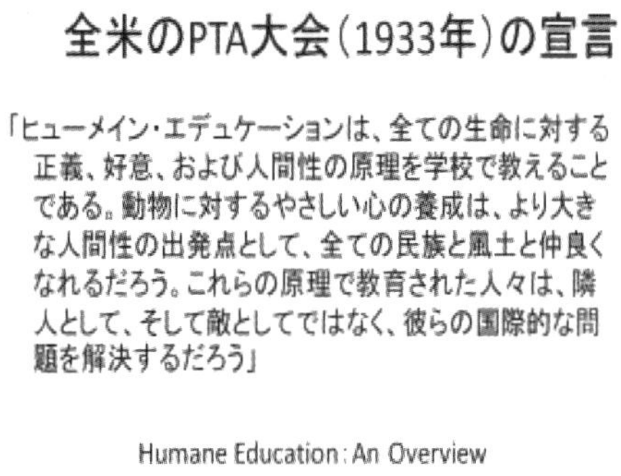

全米のPTA大会（1933年）の宣言

「ヒューメイン・エデュケーションは、全ての生命に対する正義、好意、および人間性の原理を学校で教えることである。動物に対するやさしい心の養成は、より大きな人間性の出発点として、全ての民族と風土と仲良くなれるだろう。これらの原理で教育された人々は、隣人として、そして敵としてではなく、彼らの国際的な問題を解決するだろう」

Humane Education : An Overview

図 3.2

の一環として展開されてきた．

ヒューメイン・エデュケーションのプログラムは，生きものへの親しみを持ち，自分を含めてのすべての生きものを大切にする道徳的態度の養成を目指し，子どもたちの多くが親しみや愛着を持つ動物を教育の素材として取り

教師の義務

§ 44806. Duty concerning instruction of pupils concerning morals, manners, and citizenship

Each teacher shall endeavor to impress upon the minds of the pupils the principles of morality, truth, justice, patriotism, and a true comprehension of the rights, duties, and dignity of American citizenship, and the meaning of equality and human dignity, including the promotion of harmonious relations, <u>kindness toward domestic pets and the humane treatment of living creatures</u>, to teach them to avoid idleness, profanity, and falsehood, and to instruct then in manners and morals and the principles of a free government.

図3.3

入れている．このプログラムの多くは，動物虐待防止協会（Society for the Prevention of Cruelty to Animals, 以下 SPCA）や動物愛護協会（Humane Society）などが提供してきた．

また，米国の教育法の中で，「ペットに優しく接し，命ある生きものを慈悲深くあつかうことを教えるのは教師の義務である」と，25以上の州で公式に規定されている（筆者調べ）．

この様な土壌が，欧米での動物介在療法や動物介在活動，動物介在教育の発展に寄与しているのではないかと思う．

10．International Association of Human-Animal Interaction Organizations (IAHAIO)

IAHAIO は，人と動物との相互作用の正しい理解を促進させるために各国で活動している学会，協会等の国際的な連合体として，米国の Delta Society, フランスの Afirac, イギリスの SCAS が中心となって1990年に設立された．この会の目的は，すべての IAHAIO 加盟国，加盟団体の協力と協調により，世界の「人と動物との相互作用の研究」を「人と動物双方のクオリティー・オブ・ライフと福祉の向上」に活用していくことである．その会議の中で，2001年に Animal-assisted Education のガイドラインが初めて提示された．このような流れを見れば，動物介在教育がまだ新しい緒についたばかりの教育であることがわかる．

１１．IAHAIO リオデジャネイロ宣言 2001

2001 年 IAHAIO で採択された動物介在教育 (Animal assisted Education) 実施ガイドラインは，次の通りである．

動物介在教育 (Animal assisted Education) 実施ガイドライン

1. 動物介在教育に関するプログラムでは，教室で動物に触れあえることが認められなければならない．また，学校の規則や施設によって，これらの動物は下記のいずれかの条件を満たしている必要がある．

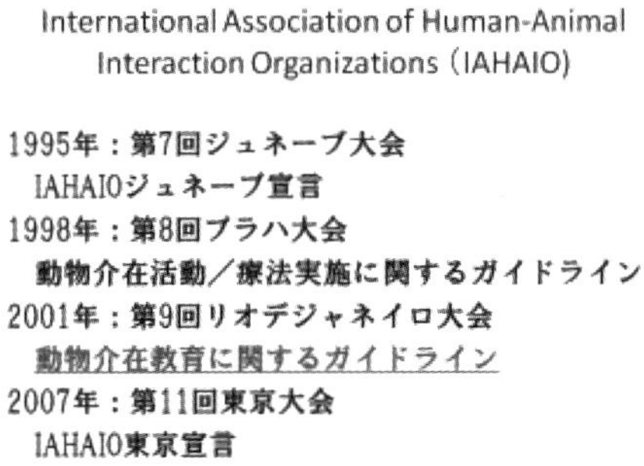

　① 校内で適切な環境のもとで飼育されている．
　② 教員が学校に連れてくる．
　③ 動物介在教育プログラムに則り，飼い主同伴で動物が訪問する．
　④ 障害を持つ子どもに介助犬として同行する．

2. 子どもとコンパニオンアニマルに関するいかなるプログラムも下記の条件を満たす必要がある．

　2-1 プログラムに関わる動物が，
　① 安全である．
　② 健康である．
　③ 学校の環境に適応する準備ができている．
　④ 適切に飼育されている．
　⑤ 動物飼育に対して知識のある成人の管理下にある．
　2-2 学級内の子どもの安全，健康，感情が尊重されている．

3. 上の基準を満たす動物介在教育の実施者は，教室で動物を飼育する前または訪問プログラムを実施する前に，学校関係者と保護者の双方に対して動

International Association of Human-Animal Interaction Organizations (IAHAIO)

1995年：第7回ジュネーブ大会
　　　IAHAIOジュネーブ宣言
1998年：第8回プラハ大会
　　　動物介在活動／療法実施に関するガイドライン
2001年：第9回リオデジャネイロ大会
　　　動物介在教育に関するガイドライン
2007年：第11回東京大会
　　　IAHAIO東京宣言

図 3.4

物介在教育の重要性について理解を得ておく．
4．明確な学習目標を設定する．それには，以下の事項に留意する必要がある．
　① カリキュラムの様々な場面で子どもたちの知識や学習意欲を向上させる．
　② 生き物を尊重する心と責任感を育てる．
　③ 子どもの一人ひとりがそのプログラムに関わっているかどうかと，感情の表し方は子どもによって違うということを考慮する．
5．プログラムに関わる動物の安全と福祉は，常に保証されなければならない．

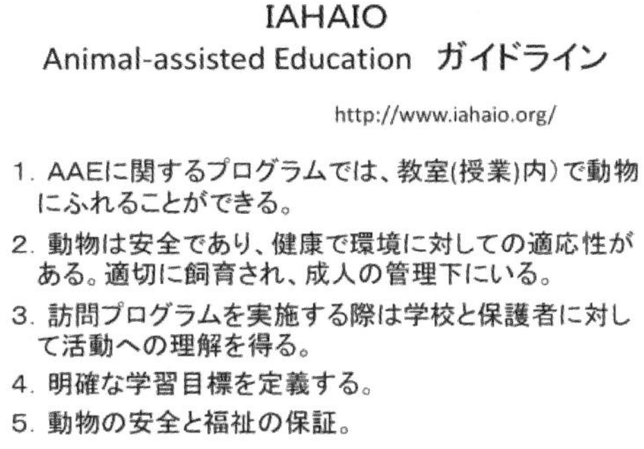

IAHAIO
Animal-assisted Education　ガイドライン
http://www.iahaio.org/

1．AAEに関するプログラムでは、教室(授業)内で動物にふれることができる。
2．動物は安全であり、健康で環境に対しての適応性がある。適切に飼育され、成人の管理下にいる。
3．訪問プログラムを実施する際は学校と保護者に対して活動への理解を得る。
4．明確な学習目標を定義する。
5．動物の安全と福祉の保証。

図 3.5

動物介在教育は，このガイドラインに即して実施される．

１２．動物介在教育の定義について

　動物とのふれ合いをさらに専門の領域に活用した動物介在療法（Animal-assisted Therapy）は，リハビリテーションやペインコントロール，心理療法などの医療行為の中で，医療従事者（有資格者）が治療計画を立て，治療過程に動物を導入し，その過程を記録し，結果を評価するものである．これと同様の試みで，フィールドを教育の現場に移し，対象を子どもに置き換えたものが動物介在教育である．動物介在教育は，教育従事者（有資格者）が教育目的や学習目標を設定し，授業計画を立て，教育のツールとして動物

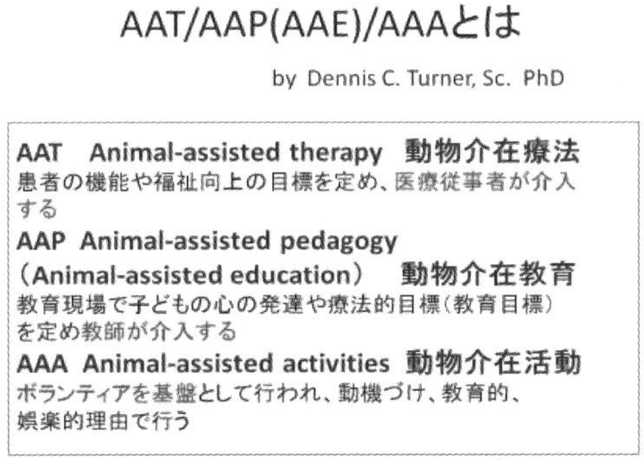

AAT/AAP(AAE)/AAAとは
by Dennis C. Turner, Sc. PhD

AAT　Animal-assisted therapy　動物介在療法
患者の機能や福祉向上の目標を定め、医療従事者が介入する
AAP　Animal-assisted pedagogy
(Animal-assisted education)　動物介在教育
教育現場で子どもの心の発達や療法的目標(教育目標)を定め教師が介入する
AAA　Animal-assisted activities　動物介在活動
ボランティアを基盤として行われ、動機づけ、教育的、娯楽的理由で行う

図 3.6

を導入し，その過程を評価する．

　言うなれば，日本の教育現場に定着している動物をめぐる活動（例えば，学校飼育動物の世話，動物園への遠足，農場などへの社会科見学，外部講師を迎えての動物愛護教育，犬とのふれあい方教室など）とは，質も目的も異なるものである．

13．わが国の動物を介在させた教育

　日本には「万物には命が宿る」というアニミズムの精神や仏教的な殺生を忌み嫌う風潮があり，動物とともに生きる精神文化が存在してきた．初等教育においては，100年以上前から学校で様々な遊具とともに，池や樹木，花壇を配置し，ヤギ，ウサギ，アヒル，ニワトリ，コイ，金魚などの生きものが飼われていた学校園があった．これは，教育環境の要素としてだけではなく，児童，生徒を自然に親しませ，自然科学の学習に活用してきた．

　平成元年の学習指導要領の改訂において生活科が導入され「自分と身近な動植物を通して自然とのかかわりに関心を持ち，自然を大切にして自分たちの生活や遊びを工夫できるようにする」という目標の下に，小学校で盛んに動物が飼育されるようになった．全国の幼稚園や小学校で動物を飼育しているという国は，世界でも類を見ない素晴らしい教育である．

　しかし，時代とともに学校飼育動物の目的が変わり，動物の世話をする学校関係者が，動物飼育の経験がなく，動物に対する知識もなく，適切な飼育指導が行われないという問題が起きるようになった．学校飼育動物の飼育環境劣化が問題にされ，鳥インフルエンザなどの公衆衛生上の問題と相なって，学校で飼育動物を飼わなくなりつつある．そのような中でも，動物飼育の経験が少ない教師に代わり，獣医師や動物愛護関係者による指導が全国的に行われるようになり，学校飼育動物は学校文化の中に根付いている．

　また，学校外部から動物を持ち込み，動物とのふれ合いを中心とした家庭犬の適正飼育指導を行う動物介在活動（Animal-assisted Activity）という新たな取り組みも始まっている．

１４．動物介在教育の取組み方

はじめに，学習の過程や生活態度に現在どの様な問題があるのかを明らかにして，その問題を解決する為に犬が持つ行動特性を効果的に取り入れた動物介在プログラム（学習目標，学習計画，評価）を担当教師と策定する．介在する動物が犬の場合，犬が入れる場所と時間枠を決め，それに参加する犬とハンドラーを選定して授業を実施する．工夫次第で犬を導入できる科目はいくらでもある．音楽では，犬が吠えるタイミングをコントロールして，歌やリズムの勉強ができる．算数では，犬の配置を時計に見立て時間の読み方を学ぶ．読書の時間では，犬を聞き手に音読の練習をする．まじめに集中して勉強ができたら，ご褒美として犬と遊べる時間を組み込むことで，学習意欲も高まる．

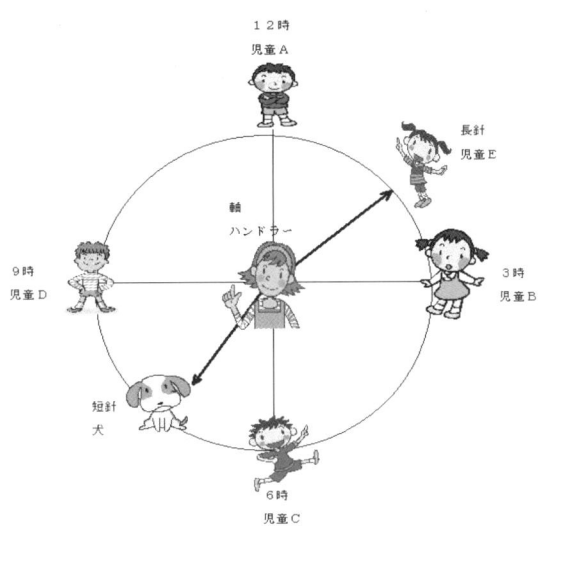

図 3.7

１５．動物介在教育の紹介（高芝らの研究授業）

2007年に開催された2007年度WEF (World Education Fellowship) 国際教育フォーラム（於: 白百合大学）で「動物介在教育〜動物介在を通した望ましい学級作りと教科学習まで」と題して，高芝三香先生（当時: 東京都世田谷

区立尾山台小学校教員）の授業研究を紹介する．

1）対象者
世田谷区立尾山台小学校 1 年生（男子 14 名，女子 11 名），2 年生（男子 13 名，女子 10 名）

2）指導期間
平成 17 年 2 学期から平成 18 年 2 学期までの 2 ヶ月間において，授業を 8 回実施．

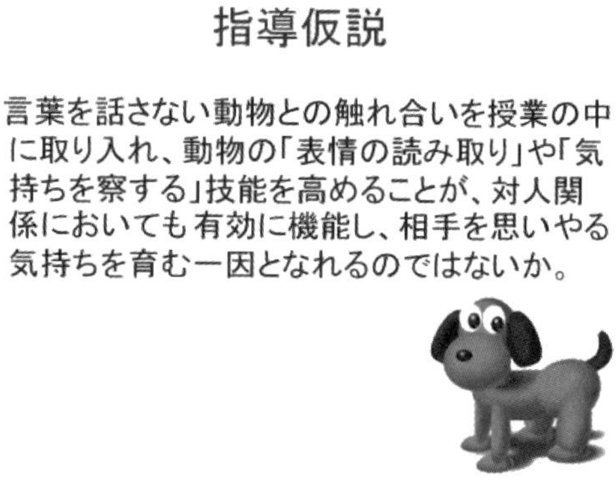

指導仮説

言葉を話さない動物との触れ合いを授業の中に取り入れ，動物の「表情の読み取り」や「気持ちを察する」技能を高めることが，対人関係においても有効に機能し，相手を思いやる気持ちを育む一因となれるのではないか。

図 3.8

3）動物介在教育のねらい
・相手を思いやる気持ちを育てる．
・ルールを守る態度を育てる．

4）学習の内容（表 3.1 を参照）

表 3.1　学習の内容

保護者向けアンケート			児童の動物アレルギーの有無，犬の好き嫌いについて．
第1回	1学年	学級活動	犬の行動観察やふれあいを通じ，犬と接する上でどのような態度をとったらよいかを考え，「犬との学習時のルール」を決める．
第2回		国語	単元名「みぶりでつたえる」 ①ゲームを通してみぶりのもつ働きを考え，教師の言葉なしでも伝える実験を通して犬に接する時にもみぶりが重要であることを知る． ②みぶりの働きの大切さや，よりよい使い方を考え，犬に試してみる． ③観察した犬の様子を，友だちにことばとみぶりで分かり易く伝える．
第3回			
第4回			
第5回		学級活動	今までの学習で学んだことを，犬と一緒に行うゲームを通して試してみる．（ミニ運動会） ①競技 1 Messenger ②競技 2 Silent Athletic Game
第6回	2学年	国語	みぶりを交えて，大切なことを知らせる経験を積む．
第7回		算数	児童にとって大好きな存在となった犬を介在した，かけざんの導入．
第8回			犬が提示する九九カードに応じて，九九を暗唱するゲーム．

5) 成果
・子ども達は，犬と関わりふれ合うことによって犬を大切にし，また犬がより大好きになった．
・大好きな犬を授業に取り入れることで，人の話も落ち着いて聞くことができるようになった．
・ルールを守って活動する楽しさを積み重ねたことで，犬との授業以外の場にも集団活動のルールが定着していった．
・犬との授業が楽しみになったことで，学習に対する意欲が高まり，九九の暗唱の学習では，ほぼ全員が九の段までの暗唱に合格した．以前の受け持った学級より取り組みが良く，学習効果も上がったと感じている．

6) 今後の課題
校内の調整（活動場所や犬の出入りの時間等）をしたり，保護者の理解（アレルギー調査も含む）を得たり，犬の手配，授業の進め方等，教職員の理解を求めたり，事前準備に多くの時間を要する．また，授業の中に犬との活動を取り入れるということで，どのカリキュラムの中に位置づけるか，授業1時間の進め方はどうするか等，更に考えていく必要もある．そのため，学校全体の理解を得て，継続的に進めていくことが大切である．

　動物介在教育は「命ある動物を教育のツールに用いる」ことである．例えば，算数で用いる学習のツールは，おはじきがよいのかワークブックがよいのか，目的に合わせて選び，その使い方も授業時間のいつどのタイミングで用いるか先生方は検討し学習計画を立てている．そして教師は，上手に学習ツールを使うことを児童に教える．それと同じように，教育の目的や児童の発達の段階に合わせて，活用する

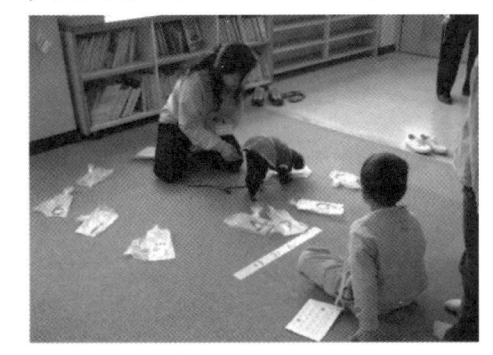

図3.8　算数　単元名「かけざん」

動物（私は学習支援犬と呼ぶ）を選ぶ．もちろん最初から学習支援犬はいない．学校という環境に適応し，子どもたちにもよく慣れ，ハンドラーの指示に従うよう家庭犬を育て，学習支援犬を育成している．育成するのは犬だけではない．学習支援犬が，授業でその役割を充分に発揮できるよう学習環境も整えなくてはならない．つまり，犬にとっての環境要素である子どもたちも育成していく．

　授業を実施するに当たり，初回には必ず犬とのふれあいの時間を作り，そこで犬との授業をするために守るべきルールを作る．ただし「犬はこういう動物だからこうやって接しましょう」ということをこちらから言わない．みんなで一斉に走ったり，急に静かにしたり，大声を出したりして犬の反応を児童が観察する．すると，児童は犬の行動パターンを自分の目で読み取り考え，犬と授業をするためにみんなで守るべきことを自主的に決めていく．「犬は走ると追ってくるから走らないようにしよう」とか，「大きな音にびっくりするから静かにしよう」など，自らの気づきに従ってルールを作る．自分で作ったルールだからこそ子どもは納得する．近年増えている多動性障害の児童も犬と授業をする中で，いろんなルールを守れるようになったと高芝らは報告している．

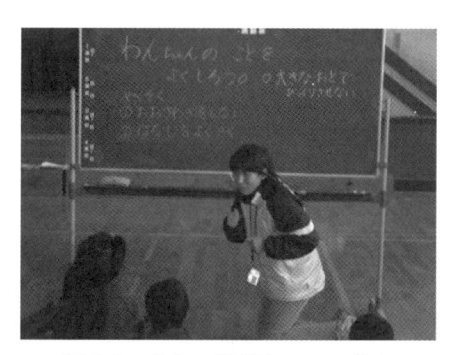

図 3.9　犬との授業とルール作り

　「教室に犬がいる」という日常とは異なる環境が，子どもの緊張感や集中力を高め，授業が活性化されるのかもしれないが，犬ならではのインタラクティブ性やエンタテイメント性など，犬が教室にもたらす副産物は計り知れない．犬との授業を通して，非言語コミュニケーションを学び，他者に対するやさしい心遣いが育つなど，プラスの波及効果は枚挙に遑がないと言える．

16. 動物介在教育の評価

　学校教育では教育目標があり，教科学習においては，文部科学省が定める学習指導要領に基づき教科の目標，学習の内容が定められ，教師によって学習指導案が作成される．教師は，児童の様子を基に単元の目標，授業のねらいを定め，使用する教材を策定し，児童にその教材をどのような手立てで結びつけ，どのような特性を身につけさせるのか，そして授業の評価方法をどうするのか，あらかじめ「学習指導案」として計画を立てる．学習支援犬が単元学習とどのように結びつけられるのかは，動物の専門家である動物介在教育インストラクターの助言が必要となる．

　動物介在教育インストラクターは，学習支援犬の育成をはじめ，教育，学習の目標を達成する動物を介在させた教育プログラムを開発し，提案する．

表3.2　犬との学習に関する作文内容の定義例

分類	定義	文書例
達成感	授業時間内に自分ができたと思った内容	・そらにおやつをあげられました ・だっこができてうれしかったです ・ぼくの足をくぐってくれたからうれしかった ・お友だちになれてうれしかったです
行動	犬の行動に関する記述	・なかがいいいぬのおしりや口のにおいをかいでいました ・一番びっくりしたことは，ぼくたちの足の上をぴょんと飛んだことです
感触	ふれたときの記述	・ムーアにえさをあげたとき，つばがあたたかかったです ・ベクはおもかったのでびっくりしました ・キヌゴシのしっぽがかたいとは思いませんでした ・いぬのせなかはとてもあたたかかったよ

動物を介在させた教育プログラムで教育または学習の目標を達成することができたかという評価を行う為には，児童の授業中の態度（行動）分析や作文などによる文章分析などがあるが，筆者ら（2009）が行った動物を介在させた教育プログラムでの作文分析を紹介する．

17. 作文「犬との学習」の文章分析

　動物を介在させた授業を行った後，学習したことの確認として教師（担任）が児童に「犬との学習」という題名で書かせた作文の内容分析を通して，子どもの学習内容を検討し，プログラムの評価材料とした．

文章の内容を，達成感（授業中に自分が実践できたこと），全体の感想，固有名詞，行動観察，動物への関わり方などに分類した．それぞれの定義と例を表 3.2 に示した．記述内容の内訳，終了後の感想，部位の内訳，達成内容を図 3.11～3.14 に示した．固有名詞に関しては，インストラクターおよびボランティアは「先生」と記述される場合はあっても，固有名詞の記述はなかった．42％が直接関わった 1 頭，24％が複数頭の名前を挙げた．

作文の分析から，多くの児童が犬との関わりの経験を通して達成感，満足感を感じていたことが伺えた．特にエサやりは児童にとって印象深い活動のようだった．エサやりは，犬を座らせ待たせるなど行動をコントロールする必要がある．さらに，噛まれないかという不安，大きな口や歯，唾液のついた舌などこれまで経験したことのないものに耐える必要がある．こわごわと，あるいはそっと，中には喜んでなど，様々な気持ちで臨んだと思われるが，できたことに満足する活動であったことは間違いないだろう．

固有名詞の記載は，子どもが犬との関わりを，漠然とした犬でもなく，相手のことをきちんと知りたいという気持ちをもって接していたことを表している．インストラクターやボランティアに対しては，そこまでの関係が築けていなかったと思われる．それ故に，いかに犬の存在が与えたインパクトが大きいかが伺える．

教わった行動観察のポイントを自分で確認できたことや，教わったとおりに指示出し（伏せ，おいでなど）をしたら，犬が従ってくれた喜びなどは，子どもが自ら学習の成果を確認する機会となっていると思う．小学校 1 年生でありながら，半数がわずか 1 回の授業を通して行動について文章にできたことは，犬の存在が子どもの集中力および学習への動機付けを高めることを示唆するものであると言える．

同様に，29％が学習内容のひとつであった体の部位について言及している．体のそれぞれの部分を認識し，イメージや自分との違いを理解することは，他者の存在を理解するうえでの重要な過程のひとつである．授業を通して，子どもが犬とは何かを理解し，接し方を学び，それに自信が持てるようになったのだと分析することができる．

１８．動物介在教育の現状と課題

　現代の，特に都市部の子ども達は自然の中で遊ぶ経験が少なく，昆虫採集やペット飼育，植物栽培などの経験を持っていないといわれるが，それは教師にも当てはまることである．文部科学省国立教育政策研究所：科研費研究「初等中等教育における生命尊重の心を育む実験観察や飼育の在り方に関する調査研究」の結果を見ると，昆虫採集を取り上げない学校は4割以上であり，昆虫標本作製はほとんどの学校が取り上げていないことが分かる．教師になって初めて昆虫や小動物の飼育を体験したという人が多いというのが現実である．

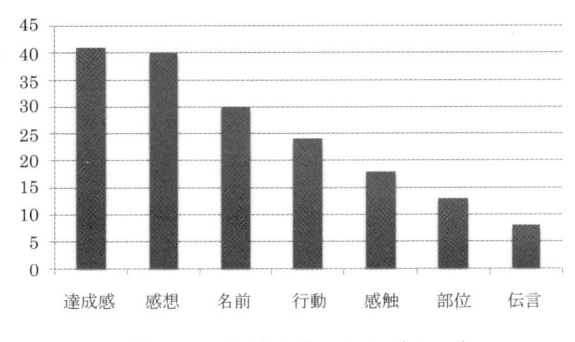

図3.11　記述内容の内訳（N=45）

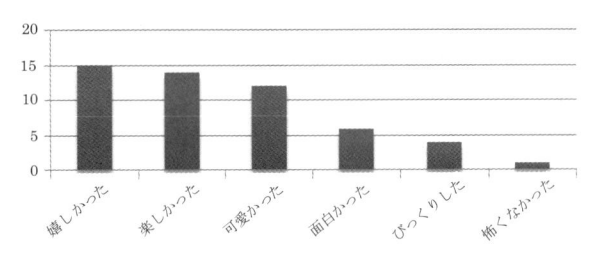

図3.12　終了後の感想（N=45）

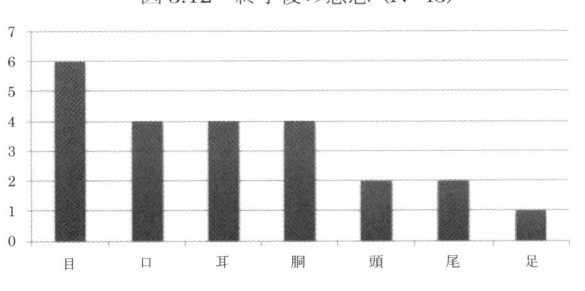

図3.13　部位の内訳（複数記述含む）

　動物介在教育を導入した若い教師たちは，「私が小学生だった頃に，この授業を受けられたらよかった」と答えた．実際に体験してみればその効果は歴然だが，まだまだ学校の側から要請が来ることはない．教師本人が犬を飼っ

た経験がなく，犬とはどんな動物かを理解してから自分の授業に取り入れるのではハードルが高すぎる．教師の多くは仕事に忙殺されて，新しい教育法を取り入れるための情報収集の時間すら割けないというのが現状だからである．

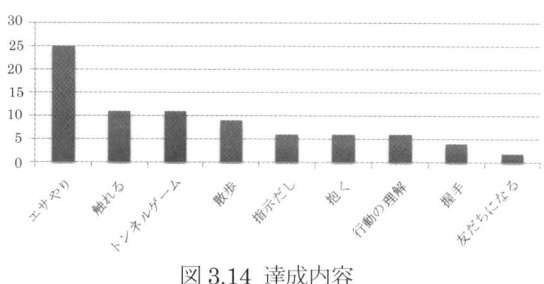

図 3.14 達成内容

そこで願うのは，既に欧米の大学や大学付属機関において，この分野のクレジット・コースが導入されているように，日本の高等教育の教養課程や教育学部や教職課程のカリキュラムに「動物介在療法」「動物介在活動」「動物介在教育」を組み入れてもらうことである．学生時代に，動物介在療法や動物介在活動，動物介在教育について学び，ボランティアとしてその活動に参加することは，学生の人間形成にも役立ち社会貢献にも繋がるであろう．そして，何よりも「動物介在教育」で培った動物愛護とボランティアの精神は，この分野の発展における大きな礎になると考える．

参考文献

1) Anderson, K. L. and Olson, M. R. The value of a dog in a classroom of children with severe emotional disorders Anthrozoos. 19 (1) pp. 35-49. 2006.

2) Bergesen, F. J. The effects of pet facilitated therapy on the self-esteem and socialization of primary school children. Paper presented at the 5th International conference on the relationship between humans and animals. Monaco. 1989.

3) Bryant, B. K. The neighborhood walk. A study of sources of support in middle childhood from the child's perspective. Monographs of the Society for Research in Child Development. 50 (serial no. 210). 1985

4) Guttmann, G. Predovic, M. Zemanek, M.. The influence of pet ownership on non-verbal communication and social competence in children. Proceedings of the International Symposium on the Human-Pet Relationship. pp. 58-63. IEMT, Vinna. 1985
5) Kotrschal, K. & Ortbauer, B. Behavioral effects the presence of a dog in a classroom. Anthrozoos. 16 (2) pp. 147-159. 2003
6) Levinson, B. M. The dog as co-therapist. Mental Hygiene 46: pp. 59-65. 1962.
7) Pets: A special technique in child psychotherapy. Mental Hygiene 48: pp. 243-248. 1964.
8) Pet psychotherapy: use of household pets in the treatment of behavior disorder in childhood. Psychological Preports. 17. pp. 695-698. 1965
9) Pets, child development, and mental illness. Journal of the American Veterinary Medical Association. 157 (11). pp. 1759-1766. 1970.
10) Pets and personality development. Psychological Report. 42. pp. 1031-1038. 1978.
11) McNicholas, J. and Collis, G. M. Children's representations of pets in their social networks Child: Care, Health and Development. 27 (3) pp. 279-294. 2001.
12) Miyoko Matoba, Debbie Coultis Fostering Cooperation between the United States and Japan: Japanese Elementary School Program Teachers Reverence for All Life. The Latham Letter, Fall 2004: pp. 2-15, 2004.
13) Poresky, R. H. Companion animals and other factors affecting young children's development Anthrozoos. 9 (4) pp. 159-168. 1996
14) Poresky, R. H. The young children's empathy measure: reliability, validity and effects of companion animal bonding. Psychological

Reports. 66. pp. 931-936. 1990.
15) Poresky, R. H. & Hemdrix, C. Differential effects of pet presence and pet-bonding on young children. Psychological Reports. 67. pp. 51-54. 1990.
16) Prothmann, A. Albrecht, K. Dietrch, S. Hornfeck,U. Stieber, S. and Ettrich, C. Analysis of child-dog play behavior in child psychiatry Anthrozoos. 18 (1) pp. 43-58. 2005.
17) Triebenbacher, S. Pets as transitional object: Their role in children's emotional development. Psychological Reports. 82. pp. 191-200. 1998
18) 高芝三香, 的場美芳子, 西村昌美, 中山由里子「動物介在教育 動物介在を通した望ましい学級作りと教科学習まで」『2007年度 WEF 国際教育フォーラム抄録集』pp. 16-17, 2007.
19) 的場美芳子「ヒューメイン・エデュケーションのプログラムの立案と実践」『教育新世界 53』pp. 24-31. 2005.
20) 的場美芳子, 柿沼美紀「初等教育における犬を用いた動物愛護教育プログラム実践：作文分析による教育効果の測定の試み」『日本獣医生命科学大学研究報告　第 58 号』pp. 86-93. 2009.

第4章

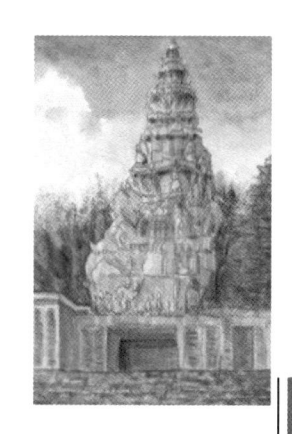

子どもの学習における動物の役割を考える

柿沼　美紀

日本獣医生命科学大学獣医学部比較発達心理学教室教授

1. はじめに

　動物愛護に関する世論調査では,「ペット飼育がよい理由」として, 4割が「子どもたちが心豊かに育つ」と回答しており, 実際に飼育している人の2割はその理由を「子どもの情操教育のため」としている (内閣府大臣官房政府広報室). 保育園における動物飼育に関する意識調査では, 多くの担当者が動物の存在が子どもの遊びや活動, あるいは相互関係の幅を広げると報告している (高橋他).

実際に動物飼育は子どもの情操教育に良い影響を及ぼすのだろうか？ここでは，その根拠となりそうな情報を示し，動物が子どもの発達においてどのような機能をはたしているかを検討する．

最近の研究や調査から，幼児の情緒発達に動物が及ぼす影響も報告されている．例えば，ウサギと関わる園児の発話分析では，共感性，養護性など子どもが習得することが望ましい内容が発現している（濱野・関根）．また，ウサギが園生活において情緒的なサポートを果たしている様子も明らかになっている（柿沼・出雲）．

経験的にも，また，研究からも，動物は子どもに良い効果を及ぼすと言われながらも，実際に幼児が集団生活を送る保育園や幼稚園では必ずしも動物飼育に前向きではないようだ．1993年から50以上の公立保育園を対象に行ってきた動物飼育実態調査の結果では，動物飼育率に変化は見られないものの飼育されている動物種が変わっている．具体的には，この15年間で鳥，ウサギの飼育率が大きく減少し，昆虫が増えている（桜井他2010）．子どもの発達にとって動物との触れ合いは好ましいという一方で，なぜ共感性，情緒の育みに影響すると考えられるウサギの飼育が減少するのだろうか．

以下では，最初に子どもの発達に動物がどう関わっているかを検証し，次に今後の動物と子どもの関係のあり方について述べる．

2．子どもと動物

米国の生物学者 Edward O. Wilson 博士は，「人は生得的に生命のあるものに強い関心を示す」というバイオフィリア仮説を提唱した．それは，人が進化の過程で生命体に強い関心を持つことで，補食動物から身を守り，一方で狩りや家畜の飼育を通して食物を確保し生き延びてきたというものである．したがって，人は自分にとって危険な動物に対しては恐怖感を抱き，魚釣りや狩り，虫とりなどに興じ，身の安全を示唆するものに対しては安心感を抱くようになる．日だまりで昼寝をしている猫や，足下で寝ている犬は，その空間が安全であることを表しているため，人は安心できるという考え方である．米国では，自閉症児や PTSD の患者向けに介助犬が育成されているが，

根本にある考え方は，犬が落ち着いていることで，ユーザーの不安が軽減されというものである．

発達心理学者のGail Melsonはこのバイオフィリア仮説をさらに一歩すすめ，子どもの心の中には，動物のための特別な場所があるのではないかと考えた (Melson, 2001)．以下ではMelsonの仮説をもとに，最近の研究成果や諸外国の資料を検討する．

3．言葉の発達と動物

幼児は，生後間もなくから自分を取り巻く言語環境に関心をしめし，日常的に耳にする言葉の中で，自分にとって重要なものや，関心を持ったものを覚えると考えられる．生後 7 ヶ月頃には，乳児はすでに母語とそうでない言葉を聞き分けられることが最近の研究で明らかになっている (Kuhl et al., 2008)．したがって，子どもがどのような言葉を学習するかは，日常生活で使われる頻度や重要性と関わっていると考えられる．つまり，言葉は話者（ここでは幼児）を取り巻く環境との相互作用によるといえる (Rogoff, 2003)．NTTコミュニケーション科学基礎研究所は，子どもが3歳までに口にする言葉に関する調査をインターネット上で行った (小林・永田, 2008)．その結果を表 4.1 に示す．上位 20 位までに犬や猫を表すことば含まれており，ママ，

表4.1 赤ちゃんが最初に話す20語

順位	単語	順位	単語
1	まんま(ごはん)	11	どうぞ
2	おっぱい	12	お母さん
3	いないいないばぁ	13	お父さん
4	ママ	14	ニャンニャン
5	はーい(返事)	15	くっく(靴)
6	ワンワン	16	ある,あった
7	ねんね	17	痛い
8	パパ	18	ないない(片付ける)
9	バイバイ	19	バナナ
10	よいしょ	20	ブーブー(車)

小生・永田昌明2008

表4.2 赤ちゃんが最初に口にする上位50語に含まれる動物名（出現順）

米国*	日本**
dog	犬
cat	猫
duck	ちょう
horse	ぞう
bear	きりん
bird	鳥
cow	牛

*Melson（2001）**小林・永田（2008）より

パパと並ぶ位置にある．子どもにとって，父親，母親は養育者として重要，かつ身近な存在であり，早い段階で子どもが口にするのは当然のことだろう．しかし，犬や猫は子どもが生きていく上ではそれほど重要ではない．また，中には絵本やテレビ，町中で犬や猫を見たことはあっても，実際には触れたことはない子どもも少ないないだろう．それにも関わらず，子どもがこれほどにも早くから犬や猫の存在を認識し，その名称を覚えるのはなぜだろうか．同様のことは米国の子どもでも観察されている（Melson, 2001）．米国と日本で子どもが初期に口にする動物の名称を表4.2に示す．

米国では mama, daddy は動物よりも先に出現しているが，dog と cat は，juice, milk, ball よりも先に出現している．日本においても，米国においても家族や身近な食物とならんで動物名が出現している．特に犬と猫はその順位は高い．米国のデータでは，手話を母語とする子どもの場合も，また，ペットのいない家庭でも同様の傾向が報告されている（Melson, 2001）．表4.2にあるような動物は，必ずしも身近な存在ではないが，子どもにとっては絵本などを介して重要な存在になっているのだろう．つまり，子どもは，日常的に触れることがなくても，幼い頃から動物に強い関心をもち，それはある程度普遍的な傾向だと言える．親もそういった傾向を無意識のうちに理解し，動物関連の物を子どもに与え，動物が登場する物語を語っている可能性がある．

現代の子どもの場合，一部の例外を除いては，生きていく上で動物について学ぶ必然性は低い．それにも関わらず，日本でも米国でも子どもが幼い頃に動物の名前を言うのはなぜだろうか．両国とも，犬や猫はボールなどのおもちゃよりも先に出現している．ペットを飼育していなくても，ぬいぐるみや絵本，洋服や寝具に書かれているキャラクターなど，たくさんの動物が子

どもを取り囲んでいる．また公園や道ばたで犬や猫を見かける．大人も，動物を見ると子どもの注意を引いたり，名前を教えたりする．

　Melson はそれ以外にも，子どもの夢の中，あるいは，子どもが描く近所の地図にはしばしば動物が登場することを指摘し，動物がさまざまな形で子どもの生活の一部を占め，大きな影響を及ぼしていることを示した．こういった動物は，人とは異なった身近な存在として子どもの中に存在しているのかもしれない．

4．子どもをとりまく様々な動物

　子どもの周囲には様々な形で動物が配置されている．例えば，モンゴルの遊牧民の子どもの周りには，馬の刺繍を施した布や，狐のお守りが飾られている．日本や欧米では動物キャラクターの描かれたおもちゃ，絵本，洋服，布団，家具などが子どもを取り巻いている．テレビでは動物を主人公としたアニメやドラマが放映されている．動物専門チャンネルもあり，野生動物からショーの動物，さらにはいろいろなペットを取り上げている（図 4.1）．公園には魚や鳥，犬，猫がいて，子どもが観察したり，関わることができるようになっている．時にはそれが捕獲の対象ともなる．

　大人は，動物との関わりを持つよう子どもに促す傾向がある．絵本を見せては「ワンワン」など，動物の名前を言わせようとし，公園や動物園で子ど

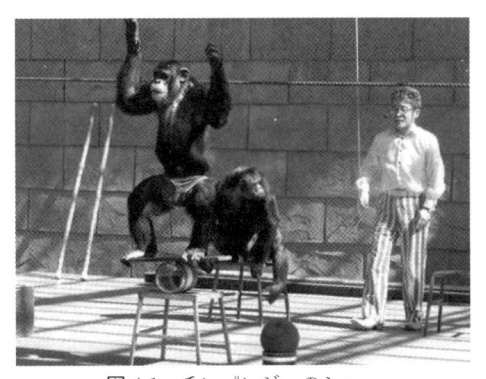

図 4.1　チンパンジーのショー

もに動物を見せる．絵本やビデオも動物や動物のキャラクターが登場することが少なくない．動物との記念撮影もその一例である．

図 4.2 は筆者が子育てに関して聞き取りを行っていた時の写真である．祖父の希望で，孫とヤギを並べて撮影したものである．

図 4.3 はペットの犬との日常の一場面を撮影したもの，図 4.4 は動物園でガラス越しにオランウータンとの記念撮影風景である．日本では動物の赤ちゃんと記念撮影といったイベントがあることからも，大人にとっても，子どもにとっても一緒にカメラにおさまることがいかに魅力あるかが想像できる．

動物は子どもの良い遊び相手や仲間でもあるようだ（図 4.5〜4.7）．餌やりもその一つである．公園での鳩の餌やりや，動物園での餌やり体験などもそういったニーズを満たしている可能性がある．モンゴルの幼い子どもたちはヤギに乗って遊んでいた．牧草地に囲まれた内モンゴルの町の少年は，町中の公園に犬を連れて散歩していた．

子どもは発達過程の中で，生まれ育つ文化やその社会のニーズにそっ

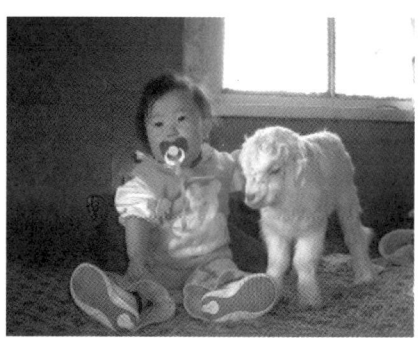

図 4.2 モンゴルの牧民の孫と生まれたばかりのヤギと記念撮影

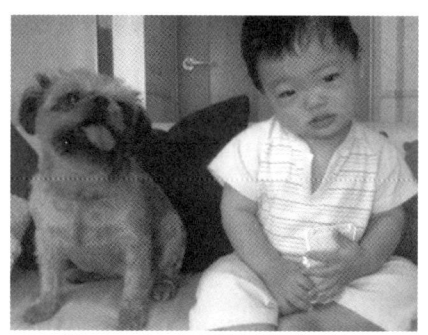

図 4.3 ペットと記念撮影（日本）
内田茉莉　撮影

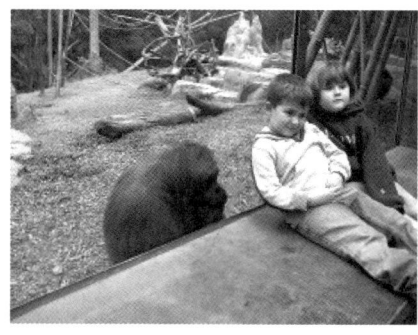

図 4.4 動物園でオランウータンと記念撮影（米国）

4．子どもをとりまく様々な動物　（51）

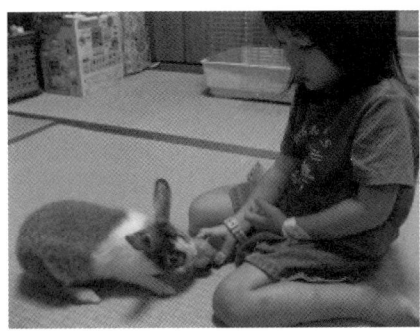

図 4.5　ペットのウサギに人参をやる
（日本）宮村卓馬　撮影

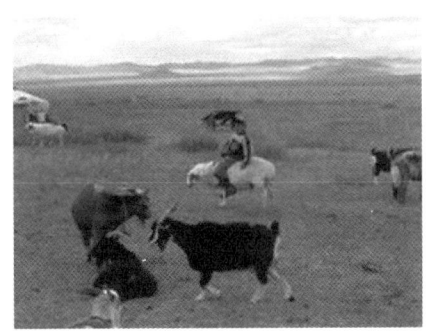

図 4.6　家畜のヤギに乗る（モンゴル）
那沁　撮影

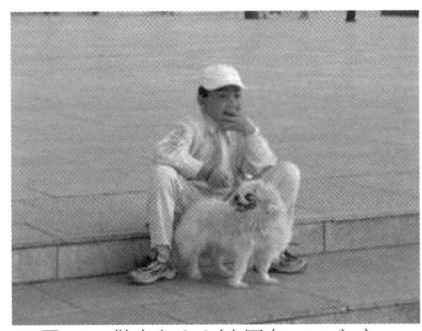

図 4.7　散歩させる（中国内モンゴル）

た形でさまざまな技術を獲得する(Rogoff008)．動物との関わりが生活と密接に関わるモンゴルの牧民にとっては，動物の世話は重要な仕事であるため，幼い頃から，力量にあった形で家畜の世話をすることが求められる．子どもにとっては，生きるための技術の習得の貴重な場でもある（図 4.8, 4.9）．

そして，このような乳幼児期からの動物との長い付き合いは，青年期にまで続くこともある（図 4.10, 4.11）．内モンゴルの中学を卒業したばかりの青年は，一日の大半を馬と300頭余の羊とすごしていた．日本では成人式にペットと記念撮影をする人もいる．近年米国ではペットを可とする大学の寮が増加していることからも，若者にとってペットの存在が重要であることが伺える．

上記で示すように，子どもにとって身近な動物とはペットだけでなく，絵本，ぬいぐるみ，おもちゃに始まり，空想の中の友だち，さらには自分の分身としての動物も含まれることがわかる．また，赤ちゃんの発話データから，子どもにとって動物が重要な社会の構成要素であることも伺える．

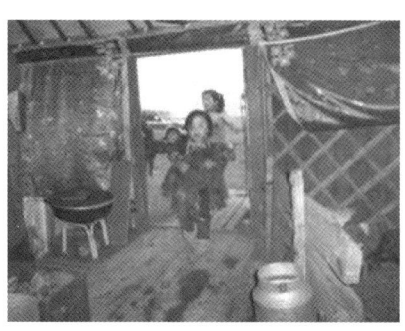

第 4 章　子どもの学習における動物の役割を考える

図 4.8　家畜を小屋に運ぶ（モンゴル）
那沁　撮影

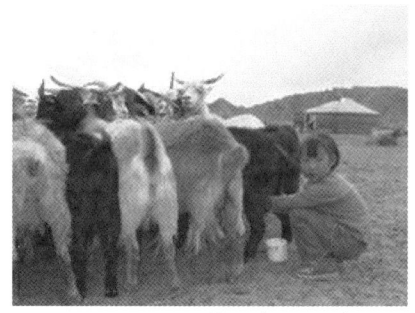

図 4.9　ヤギの搾乳（モンゴル）
那沁　撮影

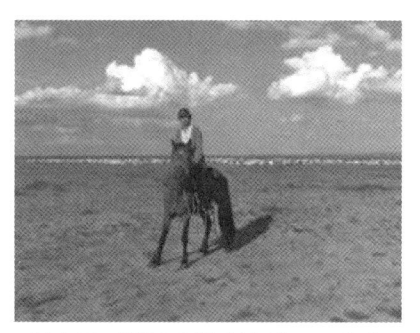

図 4.10　牧民の少年（中国内モンゴル）

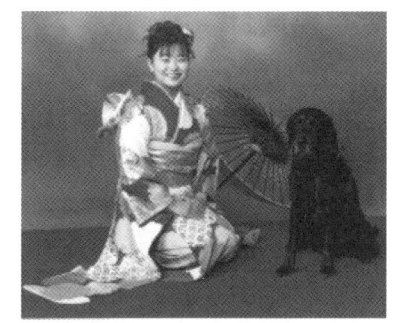

図 4.11　成人式（日本）
渡辺つぐみ　提供

　子どもたちは，絵本やおもちゃ，テレビを介して様々な動物と出会っている．しかし，都市化が進む中，子どもたちは実際の動物とふれあう場を十分確保できているのだろうか．集団住宅ではペット飼育も容易ではない．野良猫が減少し，身近な鳥や虫も減少している中，保育や教育の場は子どもにとって動物との貴重な場を提供してくれる．次に，人口が増加傾向にあり，都市化の進んでいる東京都江戸川区の保育所のデータをもとに，子どもをとりまく飼育動物の状況について検討する．

5．保育現場の動物飼育

　上記に示したように，子どもは幼い頃から動物に強い関心を示している．しかし，家庭では，絵本，おもちゃなどに囲まれているが，実際に生きた動

物に触れる機会は必ずしも多くない．日本の場合は，保育園，幼稚園は子どもたちにそういった機会を与える重要な場となりうる．江戸川区獣医師会では，保育現場における動物飼育をサポートしている．以下では，1993年から江戸川区の保育所を対象に行ってきた動物飼育実態調査の結果をもとに，近年の動物飼育の動向について述べる．

江戸川区獣医師会では，1989年から区立保育園，幼稚園，小中学校の飼育動物に対してボランティア診療を行い，積極的に動物飼育を支援してきた．獣医師会では，ウサギの避妊手術から，日常的な診察に加え，全保育所に対して飼育実態調査を実施し，職員を対象にした飼育研修を行ってきた．動物を飼育する環境としては，費用面，教育面において獣医師会が全面的に支援するなど，充実した環境が整っている．

以下に1993〜2009年の保育園の動物飼育率の推移を図4.12に示す（桜井他，2010）．この間，虫を含む動物飼育率は90％台を維持しているが，飼育動物の傾向はこの15年間で変わっている．全体としては，鳥，ほ乳類の飼育率が下がり，一方虫の飼育率が上がっている．鳥に関しては，アレルギーや鳥インフルエンザの影響で減少したと考えられる．一方，ウサギに関しては，国内のペットとしての需要は高まっているにも関わらず，保育所での飼育率は大きく減少している．

これまでの動物飼育の研究からは，ウサギは共感性や養護性など子どもが習得することが望ましいものを促していることが示唆されている（濱野・関根，2005）．また，ウサギが情緒的なサポートを果たしている様子も明らかになっている（柿沼・出雲，2003；藤崎，2003）．このように，子どもの発達にとって動物との触れ合いは好ましいといわれながら，共感性，情緒の育みに影響すると考えられるウサギの飼育が減少するのだろうか．特に，江戸川区の場合は，費用やノウハウに関する問題が少ないにも関わらず，飼育率が減少している．

飼育率減少の要因を検討するために，2009年の飼育目的と活用例に関する自由記述の中から，ウサギに関するものを抽出し分析した（斉藤他，2010）．分析はTrustia文章分析ソフトを用いた．その結果，ウサギの飼育目的は「気持ち」「いたわり」といった情緒面に関する言葉が使われていた．一方で，日

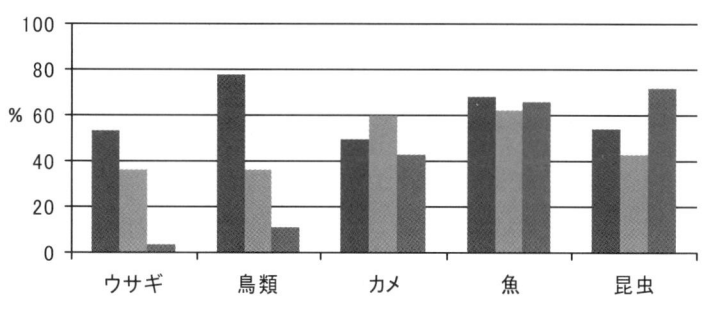

図4.12 江戸川区立保育所における動物飼育傾向の推移

常の活動内容に関しては，ウサギでは「当番」「掃除」「餌やり」といった飼育に関する言葉が使われていた．保育者はウサギの飼育目的を子どもの情緒的発達のためとしているが，実際にはウサギに関する活動内容が義務的要素の強い飼育中心になっている．これは，ウサギの飼育の場合，ウサギの存在を楽しむだけでなく，子どもに適切に当番をやらせることに保育者の注意が向いていることを示唆させる．実際に保育園児にウサギの「世話」をさせるには，人的な余裕と技術が必要なるため，保育士にとって飼育及び動物を介した活動が煩わしいものとなっている可能性がある．ウサギ飼育によって得られる効果よりも，煩わしさが占める比重が大きくなれば，それは飼育率減少の遠因になっているとも考えられる．

6．飼育率を上げるための方策

保育の現場で動物を介在させる場合は，その目的をはっきりさせ，それに応じた形の活動を導入する必要がある．世話を通して責任感を養うのであれば，保育者もそれをふまえた保育計画をたてる必要がある．あるいは，情操教育を目的としているならば，動物の行動の観察など，世話以外の活動を重視するべきだろう．

モンゴルの子どもたちは親の仕事を見ながら家畜の世話の仕方を学んで行く．手本があり，役割分担が明確な中で子どもは自分の仕事を行っている．環境が整えば，幼い子どもでも十分に動物の世話はできる．

7．まとめ

これまでに述べてきたように，動物は子どもにとって生得的にわかりやすい存在であり，子どもの学習を促すよい教材でもある．実際に人は生身の動物から，絵本の中の動物まで，様々な形で動物を用いて科学的思考を養い，情操教育を行い，責任感をも教えている．つまり，複数の機能を持った便利な教材といえるだろう．確かに，人畜共通感染症や動物アレルギー等は，動物は集団の場での動物飼育を困難にしている要因がある．そういったリスクとのバランスをとりながら，子どもが動物から多くを学べる場の設定について検討すべきである．

参考文献

1) 柿沼美紀・出雲千秋:「動物飼育実態調査」から見た，子どもの心の発達『人と動物の関係』の学び方，インンターズー，60-65, 2003.
2) 小林哲生・永田昌明: 日本語を母語とする用事の初期語彙発達，日本心理学会 72 回大会要旨, 1122, 2008.
3) 斉藤裕美・桜井富士朗・野瀬　出・柿沼美紀: 保育者の飼育動物種選択の目的と実際, 比較心身症研究会発表要旨, 16, 2010.
4) 桜井富士朗・斉藤裕美・野瀬　出・柿沼美紀: 保育園における動物飼育の現状, 比較心身症研究会発表要旨, 15, 2010.
5) 高橋桃子他: 保育所における動物飼育調査, どうぶつと人, 9-15, 2005.
6) 内閣府大臣官房政府広報室: 動物愛護に関する世論調査, 2003.
7) 濱野佐代子・関根和生: 幼児と園内飼育動物の関わり, どうぶつと人, 46-53, 2005.
8) 藤崎亜由子: 幼児のおけるウサギの飼育経験とその心的機能の理解, 発達心理学研究. 1, 40-51, 2003
9) Kuhl, P., Conboy, P. Coffey-Corina, S., et al.: Phonetic learning as a pathway to language: new data on native language magnet theory expanded. Phil.,Trans., R. Soc. B 979-1000, 2008.

10) Melson, G: Why the Wild Things Are, Harvard U. Press, 2001. (横山章光・加藤謙介監訳「動物と子どもの関係学」ビイングネットプレス 2007)
11) Rogoff, B.: The Cultural Nature of Human Development, Oxford, NY. 2003.
12) Wilson, E.O.: Biophilia, Harvard University Press 1986.

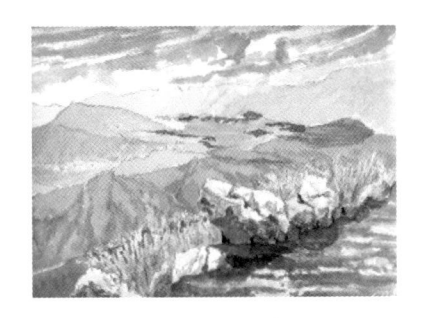

第5章

動物の福祉と動物介在教育・療法のこれから

樋口　誠一
北里大学獣医学部教授

1．動物の福祉

1）動物の福祉の概念

　動物の福祉は，その動物の身体的状態，精神的状態と自然性の概念によって定義され，「人が世話をする，あるいは何らかの影響を及ぼす動物もしくは動物達について，その生理的，環境的，栄養的，行動的，社会的な欲求が満たされることによってもたらされる健康で，幸福で，快適な状態」とされる．

身体的状態の概念として，FraserとBroom (1990) は「福祉は，動物の状態をその環境に対応しようとする試み」として定義し，動物がその環境にどのように対応するかということに言及し，適応は本質的に動物の身体的な状態を反映したものであるとしている．また，McGlone (1993) は生存または繁殖が妨げられるという点で生理学的なシステムが障害される場合にのみ，その動物の福祉状態が悪いと考え，より極端な考え方から，身体的な問題により生存または繁殖が障害される場合にのみ福祉状態が悪いとしている．

精神的状態の概念として，Duncan (1993) は「動物が健康であること，ストレスがないこと，または適応度も，福祉が良好と結論づけるのに十分ではない．福祉は動物がどう感じるかということによっている」とし，精神的な状態（感情）が重要であってこれは必ずしも健康や適応度に関連していないと主張している．またDawkins (1988) は，「動物福祉を考えることは動物の主観的な感情，特に苦痛や痛みについての不快な主観的な感情について考えることである」とし，Bentham (1789) は，「問題は，動物が論理的に考えることができるかまたは話すことができるかでもない．苦しみを感じることができるかである」としている．

自然性の概念として，Rollin (1993) は，「福祉とは痛みや苦痛のコントロールを意味するだけではなく，動物の自然性が育まれ満たされることを必要とする．私はそれを究極の目的とする」とし，「福祉には精神的な状態（痛みと苦痛）も関係するが，自然性を満たすこと（究極の目的）もまた関連する」としている．その他Brambell (1965) の「原則的に我々は，自然な行動を形成する主な活動の多くを必然的に妨げるような動物の制限に不賛成である」や，Kiley-Worthington (1989) の「進化を信じるのであれば…苦痛を避けるためには，レパートリーにある行動は全て機能的であるため，それらを動物が表すために長期間が必要である」との考え方がある．

どの定義を用いるのであれ，概念の間に否定できないつながりがある．したがってそれらの概念に全体的にアプローチをし，考えることが合理的である．また精神的な，身体的なまたは自然な概念を組み合わせた定義もある．

例えば，イギリスのFarm Animal Welfare Council (1992) のような多くの団体から，5つの自由は福祉にとって重要であると主張されてきた．多くの国にお

いて，動物福祉は一般的考えとして5つの自由に関して考えることができることについてかなりの意見が一致している．動物が生きて行く上での生活の質，すなわち'Quality of life (QOL)'に影響を及ぼす因子としての5つの自由の概念は考えるに値するものである．

自由は5つの相に分けることができるが，それぞれの自由に3つの概念が含まれる．5つの自由とは，

　一に空腹およびのどの渇きからの自由
　空腹およびのどの渇きからの自由は，十分な健康と活力を維持するための新鮮な水と飼料を常時入手可能なことによる．
　二に不快からの自由
　不快からの自由は，避難所や快適な休息場を含めた適切な環境の供給による．
　三に痛み，損傷，疾病からの自由
　痛み，損傷，疾病からの自由は，予防または迅速な診断と治療による．
　四に正常行動発現の自由
　正常行動発現の自由は，十分な空間，ふさわしい設備，同種の仲間を供給することによる．
　五に恐怖および苦悩からの自由
　恐怖および苦悩からの自由は，精神的な苦しみを防ぐような状態と治療を保障することによる．

　これらを3つの概念すなわち精神的な，身体的なまたは自然な概念に則して述べるならば，身体的には損傷，疾病，精神的には空腹，のどの渇き，不快，痛み，恐怖および苦悩，自然性には正常行動の発現となる．また他にも福祉についての概念として「動物の福祉状態は，苦痛を避け適合を維持する能力によって決定される」Webster (1995) や「動物の福祉は生理学的な健康および／または心理学的な良い状態が認識できる範囲でマイナスの影響を受けた場合に妨げられる」Morton (2000) などがある．また福祉の問題を定量化するための一般的な枠組みとして，程度，持続時間，影響を受けている個体数があげられる．すなわち5

つの自由のどの側面が妨げられている可能性があるかを認識したら，あらゆる福祉の妨げの程度，妨げが存在した持続時間，影響を受けている個体の数について検討する必要がある．

また程度の定量化として，行動―恐怖，疾病―跛行，肺炎，生産力―成長率，生理学―心拍数，コルチゾールなどの多くの方法によって評価することができる．このような評価技術は必要とされる観察方法やサンプリング方法のレベルによって様々である．例えば，コルチゾールは生理学的ストレス反応に対する指標とされるが，侵襲的採血やサンプル分析を必要とする．しかしながら，いくつかの行動や病気の側面の観察には，ビデオまたは直接の観察による比較的単純な動物の観察を必要とするだけである．以上述べてきたことをまとめるならば，福祉を体系的に評価することができる，5つの自由は，有用な最初の指標となる，福祉の要因も評価することができ，程度，持続時間，影響を受けている個体数により問題を定量化できる．

2）動物の福祉におけるニーズと科学，倫理，法律

Broom & Johnson（1993）によれば，ニーズとは動物に与えられるべきものを定義するため，「ニーズの供給」は福祉についての議論においてよく用いられる言葉である．ニーズの概念として，動物の生態において根本をなし，個々の資源を得るためもしくは個々の環境または身体的な刺激に反応するために必要なものとされる．

ニーズが供給されない場合，身体または行動に影響がある．つまりある資源の欠如に結び付けられるような生理学的な影響が観察され，人間の世話不足が示唆される．ニーズには飼料，水，快適さ，感染症の回避および環境のエンリッチメントのような一連の供給が含まれる．われわれが世話をしている動物にとって，動物のニーズを供給するのは人間の倫理的な責任感である．ニーズを除いたことにより見られる影響により，それらの相対的な重要性が示唆される．飼料や水の供給は根本的なニーズである．動物が快適に横たわれる場所の供給はそれほど重要ではない．

動物のニーズは相対的な重要性という点から以下のように分類できるだろう：

生存のために満たされなければならないとしての生命維持に関するニーズ，すなわち病気や損傷の回避が含まれる．またQOLに貢献するものとしての健康維持に関するニーズや快適さの維持に関するニーズである．これらの「ニーズはその重要性により，生命維持＞健康維持＞快適さの維持」に順位立てできるHurnik & Lehman (1985)．

いくつかのニーズは他のものより重要であると考えてきた科学者もいる．飼料や水を除くことは脱水のような重大な身体的な問題に短時間でつながる．快適さの供給の欠如は，乳牛における飼養施設の悪化によって生じる跛行の問題につながることがあるが，これらは長期的な変化であり，動物のニーズの順位においてより下に位置する．しかし，これらのニーズが満たされなければ動物の福祉状態は悪いまま持続することになる．したがってニーズの概念はしばしば法規に用いられる．

また福祉について考える際には，身体的状態，精神的状態について，科学，倫理，法律の要素が含まれるという観点から理解するのは重要なことである．

科学的な福祉とは動物の観点から見た，動物に対する人間の影響についてのものである．動物への影響を身体的な指標として生理学的な，行動学的な，健康上の尺度などの点について定量化しようと試みている．

倫理的な福祉とは動物に対する人間の行為についてのもので倫理の観点より，人間の行為を，社会行動での道徳と同じように考える．これまでどのように動物を扱ってきて，どのように扱ったらよいかということが含まれる．

法律的な福祉とは人間がどのように動物を扱うべきかについてのもので動物の保護的な観点より，動物の使用法と扱い方を規定する社会の法則を反映するため，科学と倫理の結果生じるものである．

3）動物の虐待と愛護教育

動物虐待とは動物を肉体的にいたぶることのみを意味しない．給餌・給水などの基本的飼育管理を怠ることも動物虐待の範疇に含まれている．動物を飼育することに対し，その動物の特性を理解した飼育方法を行わず動物に無用の苦痛を与えることも動物虐待である．

今日の社会においては直接自らに関わりのない場合，極度の状態に達しなければ社会問題としての関心に上ることは少ない．このため日本での動物虐待に関して社会通念として危機的に捉えられることはない．動物の虐殺について一般的な意見としても「非人道的…」から「可哀想」，「子供の通過儀礼」という意見まで広くあるのが現実である．しかし，ここでは「動物を虐待する」という人間の精神・心理状態に注目しなくてはならない．心理学者らを中心とした研究により，動物虐待の背景にある精神障害が後の社会犯罪につながる可能性が示唆されるようになった．現に連続殺人などの凶悪犯罪者などがその幼少期に動物虐待として周囲に認識されていたケースは少なくないという．

　日本では動物に対する倫理教育の遅れや動物虐待を監視・調査する執行機関がないためにその実態を把握することは難しい．新聞や報道などのメディアで取り上げられる動物虐待は残酷かつ報道性のある実例となった極々一部である．いったん，猟奇的な虐待や虐殺などが事件として報道されると，たちまちその犯罪者の行動を分析し何らかの原因などが論じられる．しかし，かつてにその犯罪者の行動を予測することはできなかった．自分より明らかに無力な動物の命を弄び，その命を奪う行為から何らかの満足感を得る精神状態は，健全であるとは言えない．これは自らのコミュニティーの中での支配欲の誇示を助長している可能性があり，いずれ人間の犠牲者をも生みかねないとの報告もある．

　また，動物虐待を行う子どもの中には自らが親から家庭内暴力をうけているケースも少なくない．家庭内での暴力は力のない者に向けられるため，ストレスを暴力に変え子どもやペットを虐待してしまうことがある．子どもが直接虐待をうけていない場合でも，両親がペットを虐待する行為を見て育った子どもはやはりその経験から動物虐待を行う傾向にあると最近の児童心理学の立場から報告されている．いずれの場合においても，動物虐待は動物の福祉を考える上で取り組まねばならない優先事項の一つであるが，動物福祉という観点のみならず動物虐待を社会への大きな危険信号として捉えることも必要であろう．

　飼育怠慢などの動物虐待は取り締まることが最も難しい．例え動物をいたぶる行為をせずとも，適切な飼育方法で飼育しないこともいずれは虐待，または動物への無関心へとつながる恐れがあり注意を要する．しかし，これについては明

らかに酷い状態にならないことには罰せられることはない．仮に動物愛護法にふれるような飼育怠慢をして裁判所に審判を求めても審判までに非常に長い時間を要し，「動物虐待」を立証するだけの膨大な証拠を集めなくてはならない．このような労力を惜しまず行う団体は少なく，飼育怠慢などの動物虐待を行う者を法的に処分することは難しいのが現状である．

　また，動物に対する無関心化は「動物を捨てる」という行為につながる可能性を持つためなるべくそのような事態がおこらないよう取り組まねばならない．動物の飼育怠慢などを行う人は，単なる責任感の欠如ということだけでなく動物に対する無知であることも考慮しなければならない．大切な認識としては人間と動物は全く別の種であるということを認識することである．その認識からその動物の特性を理解した飼育管理を行っていく必要があり，この認識が欠けると動物に対する利己的な要求が増加し，それに答えることができない動物は無用とされることになる．これら飼育・管理の怠慢は，本人にその意識がなくとも動物にとって不幸な虐待になっている．

　そして，前述の動物虐待とは異なり，一般人が「見ることのない」動物虐待というものがあることも忘れてはいけない．これは産業動物や実験動物に対するものである．私たちの社会に大きな関わり合いを持つ動物として一般的に認識されやすいのはやはり愛玩動物や介在動物であるが，現代の私たちの社会を支えているのは，愛玩動物や介在動物というよりも産業動物や実験動物に拠るところが大きい．人間の要求が高度化してくるにつれ，これらの動物から得る社会的利益の増大を狙いこれらの動物に様々な負担を強いてきた．動物実験や生産性向上などの研究では常にデータなどの結果が優先されるため，利用された動物はその結果を求める手段としての位置づけられることが多い．これらの動物に対する扱いは言葉で語りつくせぬ程であり，その「研究成果」以外の実態は公開されることはない．通常，私たちの生活する環境ではこれらの虐待は微塵にも感じることができない．動物を飼っていない人でさえ，皆がそれらの恩恵を受けており，動物虐待と無関係な人はいない．この私たちの社会を支えるために負担を強いられた動物に対する扱いは，必ずしも動物福祉を考慮したものではない．これらの見えぬ虐待は社会的な問題として注目されることはなくとも，私たち

は社会生活を影で支える動物を認識する必要があろう．

　動物虐待を未然に防ぐため私たちが意識すべきことは，動物虐待とは非常に複雑な社会問題の一側面への介入ということである．「動物虐待」という社会に開かれた窓を通じ，社会の問題に私たちの立場から挑んでいかなければならない．動物虐待という一事象にのみに焦点を当てては解決へは辿り着けない．

　動物愛護法が改正され動物虐待への罰則が強化されたが，それでもなお多くの問題が残る．その原因の一つとして「動物虐待」についての定義が不明瞭であるということが考えられる．飼育怠慢に関しても「これは私のしつけ方だ」，「愛情は持っている，他人が口出しするな」と言われ追求することが困難となってしまう．このようなことから行政の調査や指導，警察の取り締まりや捜査が十分に機能できない状況になっている．このように取り締まりが不十分なゆえに動物虐待に関する罪の意識は一般化されておらず，この法の実効性もまだまだ高いとは言えない．

　この点を踏まえて言えば，まず動物虐待の客観的判断基準を細かく制定すること，行政に相談窓口を設けるなど虐待の早期発見・摘発につながるような動物愛護法の改定が求められよう．しかし法の改定による罰則の厳重化は効果が認められてもやはり万能ではない．動物虐待を行う可能性のある人間の心理的因子・精神的要素をこれらの「罰」のみで押さえ込むには限界があるからだ．「なぜ動物虐待が起こるのか」という最も単純な質問の背景を深く丁寧に追求する必要がある．ところが現段階の日本では専門の行政機関がないために，日本の動物虐待における詳細な研究はされておらず考察を加えられるほどの十分なデータが揃っていない．

　動物虐待を減少させて行くためには，法の改定を行うことや，またデータを揃えて考察を述べることで今後の予測や治療を試みることも重要である．だがこれらと並行して優先させるべきはやはり個々人の倫理観を成長させることであろう．社会の裏と表で横行する動物虐待に即時的に効果を示し，動物虐待のない社会を実現する処方箋はない．私たちは介在動物の福祉を考える上で，これらを幅広く動物の福祉とし，人道的な社会を目指していかなければならない．

　動物愛護教育の概念とは，人間，動物，環境に対して思いやりと尊敬の心を持

つことが必要だと理解させ，全ての生き物の持ちつ持たれつの関係の認識を通して学習者が思いやり，正義感，全ての命の価値に対する尊敬を育むことを手助けされる過程である．他者の経験や感情に敏感に気づくことができる人は，自分の行為が及ぼす影響を考える傾向が強い．動物愛護教育は，学習者がただ知識を得るだけでなく，肯定的で優しい態度を発達させることにも関係する．これは多くの教育システムにおいて見過ごされることが多い領域なので，動物と動物の福祉に関して特に重要である．優しい態度を身につけて，それから学習者たちはこの態度を自分たちの日常生活に進展させるべきである．このようにして人々は詳細な情報を得た上での，思いやりある決断をすることができるようになるだろう．

「動物愛護教育」という用語は，動物の適切な取り扱いや動物に対する敬意に関する教育に広く用いられる．しかし本当の定義は，動物，人間，環境に対して思いやりを持つことの必要性を含む．動物に対する敬意と人間に対する敬意は相関しているということを理解することは重要である．例えば，絶滅危惧種を保護する際，その種が必要であるという自覚を持つことを地元の人々に説明し，理解を促すことは勿論のことであるが，その種の生息地を保護しなければ，何の意味もない．

動物愛護教育の目的は，思いやりがあり，責任があり，正しい社会を作るための道徳的発達を一人一人に促すことによって，共感と思いやりのある文化を作り出すことである．

動物愛護教育は，人々に動物の反応と感情を紹介すると共に，これを環境問題や生態系に対する理解につなげるための手段である．

動物愛護教育を実践するには多くの方法がある．教育プログラムや資料を，教師，生徒，大学生，専門家（獣医師など）のために作ることができる．多くの国々では，学校や大学で何を教えるかは国のカリキュラムのガイドラインによって定められている．もしそうであれば，この問題に関連のある国の行政機関を通じて，カリキュラムに動物愛護教育を導入することができる．

教師には動物愛護教育を行なうための情報が必要である．それを既存のカリキュラムの資料に盛り込む方法もある．動物の福祉や管理に直接関わる教師の

ための資料など，例えば，動物の飼育/育成に関するガイドラインをつくることもできる．先に述べたように，公共におけるキャンペーンで使う資料は，短期間で人々に非常に大きな影響を与えることができる．これらのことから，動物愛護教育の目的は，学習者一人一人に責任感を持つよう促し，思いやりある社会を作ることを奨励することである．動物愛護教育を効果的に進めるには，資料や教育/訓練プログラムが不可欠である．動物虐待と人間虐待には関連性がある．動物愛護教育によって暴力の連鎖を断ち切る可能性がある．

4）動物の福祉と人間

人間とは動物の一種であり，他の動物と非常に似た基本的な要求がある．しかし異なる種類の動物には，異なる行動学的な要求があり，それに応じて扱われる必要がある．動物について論じる中で，擬人化とは人間の特徴または行動を動物にあてはめることである．福祉を評価しようとする中で，動物にとって必要なものをわれわれにとっての必要なものという点から考えるのは有用な立脚点である，つまりわれわれ自身を動物の立場に置き，同様の状況では何を必要とするかについて考える．しかし，動物特有の要求に従ってこれを変換しなければならない．人間にとっての要求を開始点として使用することはできるが，動物という点についてそれらに当てはまるかを判断しなければならない．その動物もまたこれらの要求の充足を必要としているかまたは人間が必要としない他のものが必要であるのかについて配慮する必要がある．

人間と動物の関係性において，愛情深い関係と実用本位の関係を分けることである．例えば東洋から発祥した仏教では，動物の殺生を禁じ，人間をはじめ全ての生き物は感情や意識をもっているという点で同一であり，生命の平等性を説く．また西洋においては，神のもとに人間の支配物とみなし，動物を物体のようなものとみなし，感覚のある生物ではないとみなすことで，動物を殺して食べることが感情的に容易になる．このような物体化は，初期のギリシャやキリスト教の哲学と神学に見られる．このような考え方は，産業革命以前のヨーロッパに顕著にみられた．その頃は，動物との実用本位の関係がふつうで（自給自足農業経済），伴侶としての関係は稀であった Thomas (1983)．

多くの現代社会において，ある種の動物は物体化され（例えば，実験動物や集約的に飼育される畜産動物等），同時に他の種の動物は擬人化される（例えば，伴侶動物等）．多くの人々はほぼ確実に，さまざまな度合いで動物を物体化もしくは擬人化する．しかし，社会全体としても，ある種の動物やあるタイプの動物（例えば，家畜，魚類，無脊椎動物）を他の動物に比べてより物体化する傾向があり，これらの動物の福祉や道徳的地位に対する関心は明らかに低い．

工業化によってヨーロッパや世界のどこか他の場所で，多くの人々が農業を離れ都市に移り，動物との実用本位の関係から遠く離れた．これらの文化にいるほとんどの人はもはや自分で家畜を育て，屠殺し，処理し自分の肉を作ることはしない．それでも動物との「負の」関係が完全になくなったわけではない．多くの人にとってラットやマウスのような害獣はいまなお問題である．にもかかわらず，伴侶動物と愛情深い関係を築くことができるという事実をかなり大勢の人々が日々体験している．

歴史的に，金持ちの貴族は常にペットを飼っていたが，どんどん豊かになってきた新しい都会の住人もペットを飼うことが許されるようになってきた．さらに，より多くの人が伴侶動物と共に育つことで，ペット飼育の伝統や「習慣」が広がり続けている．

人間と動物の関係，特に伴侶動物が人間の健康や社会的，心理的発達に及ぼす影響についての研究は，ヨーロッパと北アメリカを中心に近年かなり広がってきた．伴侶動物を飼うことで，多くの測定可能な効果が人々にもたらされることが，これらの文化において示されてきた Podberscek ら（2000）．

人獣共通感染症によって健康上の問題が引き起こされるおそれがあるとはいえ，例えば，ペットを飼うことで健康と幸せが増したという結果がコンパニオンシップを与えるとともに，人間同士の社会的な関係を促進させるという社会的効果も重要である．しかし，動物福祉に照らして考えてみると，中でもペットが人々の考え方に与える影響というのはとても興味深い．

病気や障害を持つ人々の生活を動物によって向上させようと試みるデルタ協会のような多くの団体が存在する．デルタ協会は，アメリカで介助動物やセラピー動物を使って人間の健康を向上させることを目指している団体である．

第5章 動物の福祉と動物介在教育・療法のこれから

　人間は動物を飼い馴らしたのではなく，むしろ互いに共に進化して共生関係を築いたという人々もいる．人間自身の目的のために動物を捕まえて飼い馴らしたのではなく，お互いに向かって徐々にじわじわと歩み寄り相互の関係が形成されたという考え方である．

　この考え方によると，動物は人間からたくさんのものを得てきたし，逆もまた同様である．動物は，避難場所や食料を得て，人間は，さらなる食料の供給や動物が人間のためにしてくれる仕事を得る．このように人間と家畜との間には相互依存，あるいは共生が存在する．

　動物は，病気・怪我・アレルギーなどを含めて，明らかに人間にとって問題を引き起こす原因となり得る場合もある．しかし，人間にとってプラスの効果を及ぼすことも知られている．それは特に高齢者の孤独を癒すことや，他人とのつきあいを促進させる能力などを通して地域社会の活動に引き込むような社会的効果が期待できる．動物との関係がもたらすストレス緩衝効果で，を飼っている人は飼ってない人に比べ1年間に病院に通う回数が明らかに違うデータが報告されている（図 5.1）．またある研究によれば，心疾患で入院した患者の一年後の生存率と伴侶動物（犬）を飼うこととの間に関連性が認められた（図 5.2）．ペットを飼うことにより人間の健康と生活の質が向上することにおける効果などである（図 5.3, 5.4）．このことは，費用がかかるにもかかわらず，世界の特定の地域

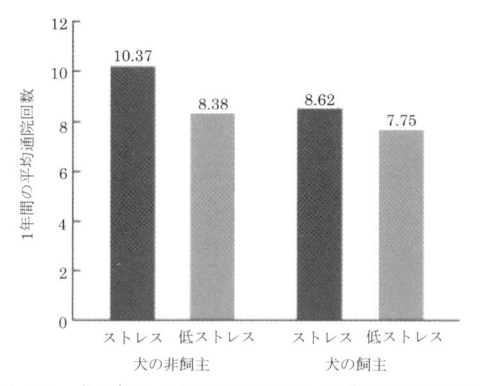

図 5.1　犬を飼うことによるストレス感受性と平均通院回数の関係（Friedman, E. et al. 1980）

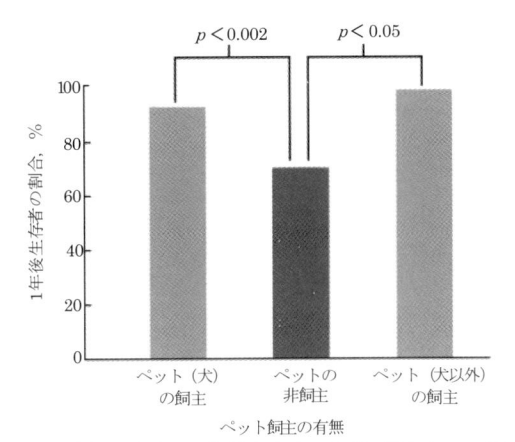

図 5.2　心臓病棟入院後の1年後生存率の比較（Friedman, E. et al. 1980）

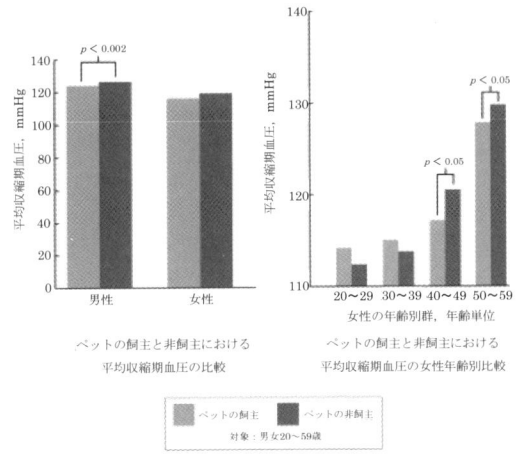

図 5.3　ペットを飼うことによるストレス軽減効果
（Anderson, W.P. et al. 1992）

ではペット飼育がこんなにも普及している理由になるかもしれない．これは，動物と人間は互いに多くのものを得るという考えを支持するのに役立つ．しかし，ペット飼育の持つ影の側面として動物虐待や飼育放棄の動物は，この関係が必ずしも個々の動物の観点から作り出されたものではなく，人間の動物への関わりにおいて生ずることも認識する必要がある．

　高齢者施設や病院などにいる人々に，動物との触れ合いを持たせようという

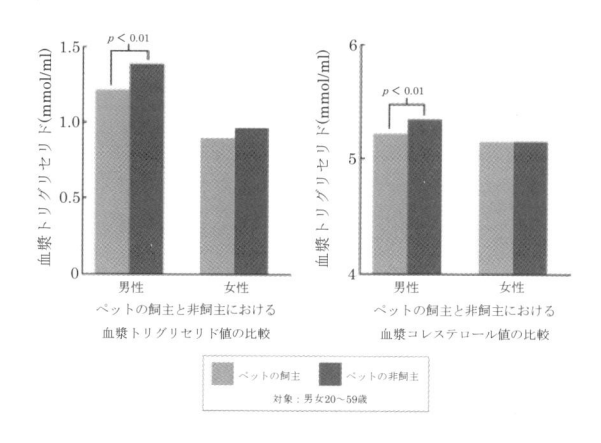

図 5.4 ペットを飼うことによるストレス軽減効果
(Anderson, W.P. et al. 1992)

傾向がますます高まってきている．「動物介在療法」の一つとして「障害者乗馬」がある．障害を持つ人々が手助けを受けて乗馬することである．このような社会的ふれあいを通して，人間と動物の両方が互いに利益を受けることができる．しかしこの場合もやはり，このような状況におかれる動物の福祉に注意を払わなければならない．動物は福祉が守られて状態飼育されており，動物介在の実際にあっても動物福祉が保証されることが必須である．

動物の福祉は，その動物の身体と精神の状態によって定義され，健康で心地よくあるべきである．しかし，動物自身がどのような感性を有し，どのように感じているかという研究は，今まであまり関心が払われてこなかった．

今後は動物の適切な身体と精神の状態を理解する為の科学，動物の適切な尊重のための倫理福祉学，専門的トレーニングを踏まえた正しい行動に変換するためのプログラムなどの包括的シラバスが必要とされる．

2．動物介在教育・療法のこれから

Coultis (People, Animals, Nature, Inc 理事長) の Animal Assisted Intervention (AAI) の概念は動物介在療法，動物介在教育，動物介在活動を包含して

いる．動物介在療法および動物介在教育はヒトの治療および教育のある部分に動物を参加させ，治療および教育上の目標，計画の設定，実施，そして評価を，ヒトに対して行う一連の医療および教育行為である．したがって，その行為の責任はそれを実施可能な資格を有する医療および教育側の専門職が負わなければならない．

一方，動物介在活動は基本的に動物と人々が触れ合う活動であり，各種訪問活動に代表される．この活動にかかわる人間は，必ずしも医療上の専門的知識を必要とはせず，動物介在活動は，多くの場合，ボランティアが重要な役割を果たしている．

ここでは介在動物の繁殖と育成，動物介在療法，動物介在活動および動物介在教育の実施者について，また，それらの人々との関係を形成するサポーターに関して，加えてそれらの資格基準として求められる教育内容について述べる．

1）介在動物の繁殖と育成

人間とイヌの家畜化が始まって以来，各地域でその目的に応じ，獣猟犬や牧羊犬，番犬，愛玩犬など多種多様な品種がつくられてきた．これら品種改良のほとんどは，品種改良をする上で重要な役割を演ずる遺伝子学の知識を持たない人々によって行われてきた．1865年にメンデルの業績による遺伝学誕生を契機とし効率的に品種改良する方法を発展させた．

雌イヌは繁殖周期で1回の発情と排卵を発現する単発情動物である．発情は季節とは関係なく，6-10ヶ月間隔で繰り返す．妊娠期間は約63日であり，産子数は個体差があるが1-13頭である．

イヌは性成熟期になると，性腺の機能が賦活され交配行動が誘起されるようになる．この行動の誘起には視床下部－下垂体－性腺系を軸とする種々の化学情報伝達物質が関与する．雌イヌの発情周期はホルモンによる体内環境の変化や行動の変化により発情前期，発情期，発情後期，無発情期の4期に区分される．雄イヌは雌イヌの発情に誘起され交尾行動を行う．雌イヌを集団で飼育している場合，発情周期が同調することがあることから，雌雄ともに発情発現には嗅覚などの感覚器官を介する中枢神経系が関与していると考えられる．

発情前期では雌イヌの外陰部は充血，腫脹し発情出血をする．この時期，雌イヌは雄イヌのマウントを許容せず，持続期間は個体により幅はあるが平均 8 日 (3-27 日) である．雄イヌを許容する時期を発情期と呼び，平均 10 日間 (5-20 日) 持続する．この時期に交尾が成立する．雄イヌの陰茎には亀頭球と呼ばれる血液貯留により著しく膨大する部分があり，これは交尾中に陰茎が膣から容易に抜けることを防ぐロッキングの役割を果たす．このため雄イヌの射精後も尻どうしをくっつけたままの姿勢で動かないことがしばしばみられる．

受胎可能期間は発情期と全く一致するわけではなく，発情期開始からおよそ 7 日間である．卵子は雌イヌが発情期に入るとおよそ 48-60 時間後に卵巣から排卵される．排卵直後の卵子にはまだ受精能力はなく卵管下部まで移動しながら成熟する．排卵後から受精能力獲得までにおよそ 60 時間が必要とされる．よって卵子は発情期開始からおよそ 5-6 日後に受精能力を獲得する．卵子の受精能保有期間は 48 時間である．一方，精子は膣内に射精された後，およそ 7 時間かけて雌生殖道内で受精能を獲得する．精子の受精能保有期間は約 5 日である．これらのことから交配適期は，発情期開始後 5-6 日から 48 時間の間である．しかし，個体差と雄イヌの精子の受精能保有期間を考慮すると発情期開始からおよそ 7 日以内となる．

無計画な繁殖は，品種特有の遺伝性疾患を蔓延させ犬種体質の低下を招きかねない．介在動物としての盲導犬も股関節形成不全や肘関節異形成などの遺伝的素因を持ち，歩行障害をきたすことになる．健康な介在動物を社会的に安定させるため繁殖の重要性を十分に理解する必要がある．イヌの気質は社会化期の環境刺激により大きく変化しうるが，その個体のベース（気質・体質・形態）は遺伝的性質の影響が避けられない．

繁殖を成功させるためには繁殖に用いる個体の選定が最も重要である．子孫に現れてほしい表現型をもつ個体を親として交配することは非常に有効な手法である．親として選定される条件として，イヌは健康，健全かつ良い気質を有し，その犬種特有の遺伝疾患を有していないことなどがあげられる．遺伝型・表現型を意図する繁殖には知識が必要である．雄イヌを優性遺伝として意識的に用いる場合，交配相手の雌イヌは雄イヌの優性遺伝に関する遺伝子が劣性であるこ

とが必要である.

最近,あらゆるメディアで子犬など動物を取り上げる番組が増えてきている.その見た目のかわいらしさから都心部を中心に「イヌ」ブームが起こり,特定の犬種が高値で取引きされている現状である.営利目的による無秩序な繁殖は,人間社会で生きているイヌにとって能力の低下につながる上,ブームの去った後の悲惨な結果をもたらしかねない.介在動物学を通じ,共生するイヌたちが幸せに暮らせるよう,繁殖に関する正しい知識を習得し,無計画な繁殖を防いでいかなければならない.

2)動物介在療法・活動・教育の実施者および支援者

(1) 動物介在療法の実施者および支援者

動物介在療法には医療側の専門職(医師や看護師,ソーシャルワーカー,作業療法士,理学療法士,臨床心理士,介護支援専門員など)がボランティアの協力をもとに個々の患者の治療上のどこの部分で動物を介在させるかを決定し,治療上の明確な目的とその明確な到達点が存在しなければならない.動物介在療法においては,その為の詳細な記録をとることが必要であり,結果と評価が重要となってくる.

動物介在療法は,医師をはじめとする医療従事者の他に,当然その動物の所有者や管理者が必要とされる.さらに,それぞれの療法対象患者に適した動物を作出するためのブリーダー,動物健康管理者として獣医師,医療上の目的にかなう動物とするためのトレーナー,医療側の専門職と動物側のスタッフとの調整や導入援助を行うファシリテーター(参加者や状況を見ながら,実際にプログラムを推し進めていく促進者)に加えて,多くのボランティアが動物介在療法では必要とされている.

(2) 動物介在活動の実施者および支援者

動物介在活動は基本的に動物と人々が触れ合う活動であり,多くの場合,ボランティアが重要な役割を果たす.訪問先が障害者や高齢者または子どもなどである場合が多く,基本的には対人マナーに留意し,軽率な行動は極力避けなければならない.参加するスタッフと受け入れ側との一定のルールが必要とされる.

動物を介在させた訪問活動は，それに参加する動物の日常のケア（飼育，健康管理，しつけ）の担当者や，実際に動物と一緒に訪問するハンドラーなど多くのボランティアに支えられて可能となる．

　動物介在活動を始めるにあたり，ボランティアに参加する人々は，動物好きであり，何らかの社会に役立ちたいなど，動機は様々に考えられる．活動の主体者がボランティアである以上，永続的活動が望めない場合も出てくるが，こうした活動によって，社会へ動物介在の有用性を広めつつ実績を積み重ね，裾野を広げていくことは動物介在活動の有効性，動物への理解，および社会への浸透性を考え，将来的に動物介在教育，および動物介在療法へ発展させていくうえで，大変意義のあるものと思われる．

　動物介在活動にかかわる最低限必要なメンバーとして，動物側の責任者と施設側の責任者の他に，もう一人，ボランティアの代表として，リーダーのファシリテーターの存在が必要となる．ファシリテーターは，実際にプログラムを推し進めていく促進者の立場から，主として活動プログラムの作成，ボランティアの募集，選考，オリエンテーリング，トレーニング，参加者，施設関係者への連絡，準備など，そして何よりも活動の目的，方針を参加者に明確に伝え，理解させる役割がある．

(3) 動物介在教育の実施者および支援者

　動物介在教育の目的は，教育に動物を介在させることによって，他者とのかかわりを高めながら自分自身を豊かにする情操教育，動物に対する思いやりを深め生命の大切さを実感させる生命倫理教育，野生動物や自然に対する理解を深めるなかでの動物の尊重，責任感ある心を育てる環境教育などの効果を期待するところにある．

　ヒトと動物の関係学に関心を寄せる各国の協会や関連団体でつくる国際組織 **International Association of Human-Animal Interaction Organizations (IAHAIO)** は，動物介在教育に関わる人々の基本的ガイドラインを示した．そのなかで動物介在教育にかかわる学校の責任者，教員およびスタッフの役割と責任について，動物が適切な環境にあるか，動物が正常に維持管理されているかに注意をはらい，日常からどのような環境下にあるかを判断し，常に改善努力して

いく姿勢がなくてはならないと提示されている．また「プログラムにかかわる動物が，安全であること」（適性があると認められ，きちんと訓練されていること）が求められている．このことは，飼育動物の習性，行動などに精通しており，適格な動物の選択管理ができるようなヒトが必要とされていることを示している．その他，「動物は健康であること」（獣医師による健康診断を受けていることも強調されている）が示されている．人獣共通感染症をはじめ，飼育動物の維持，管理に関して獣医師の協力が必要とされている．

　動物介在教育は子どもを育てるなかで，動物のもつ良さ，特性を生かしながら，人間としてより良い方向へ成長するように「家庭教育」の中に取り入れていくこと，さらには，一般成人や高齢者を対象とした「社会教育」・「生涯教育」への導入も考えられる．しかしながら，現在の段階では動物介在教育の資格基準を明確にする意味でも，動物介在教育の定義として，いわゆる子どもを対象とした学校教育であると限定しておくことが良いように思われる．動物介在教育は動物介在活動と区別する必要がある．すなわち，動物介在教育では，教育側の専門職（教員）によりファシリテーター，ボランティアなどの協力を得て，教育上のどこで動物を参加させるかが決定され，教育上のゴールが明確にされなければならない．そして，動物介在教育を進めるなかで，記録は必須であり，成果も評価されなければならない．動物介在教育では教育側の専門職（教員）の他に，動物を介在させることから，動物介在療法同様に，動物の所有者や管理者，ブリーダー，獣医師，トレーナー，ファシリテーター，加えて多くのボランティアが必要とされる．

3）専門家制度の資格基準

(1) 動物介在療法の専門家

　動物介在療法の専門家の一例を，ドイツの治療的乗馬にみることができる．この領域は高度な専門性の上に成り立ち，その指導者になるには次のいずれかの専門性が必要とされている．すなわち，その専門性とは医療的な専門家（理学療法士，作業療法士，精神科医など），心理・教育の専門家（心理士・教諭など），スポーツの専門家（スポーツマスター・体育の教師など）である．この専門性に加えて，ドイツ乗馬連盟の認定する乗馬技術1級の資格を持っていることが動物

介在療法専門家になれる条件とされている.

動物介在療法は,ヒトの健康の維持,回復,促進などに対しての広範な意味を持った医学療法であり,治療効果のあることを前提とした医療行為のひとつである.とくに,業務上の医療行為は医師のみに認められているものであり,実際の活動は医療行為,医療活動などと呼ばれ,それに関する技術などは医療技術などと呼ばれている.

しかしながら,医療活動には,ただ患者の病気を治療するだけではなく,その病気の予防やリハビリテーションも含まれている.また,看護師などによる看護活動(看護過程),薬剤師の服薬指導,医師および歯科医師の指導の下での管理栄養士による疾病者への栄養指導なども,当然医療活動と呼べるものであろう.

ゆえに,新たな医療活動に関わる専門家として,動物介在療法専門家の必要性を提言したい.そして,その専門家はいずれも国家資格を有する専門家制度として位置づけることを推奨する.ひとつは医療の専門家である医師が動物介在療法専門家教育プログラムを習得し,認定された後,動物介在療法専門医とする.もうひとつは動物介在療法士で,動物介在療法士の教育プログラムを習得後,国家試験に合格し動物介在療法士としての資格を有する専門職とする.動物介在療法士は,動物介在療法専門医の指示の下,動物を介在させる療法において医学的リハビリテーションを行う.

(2) 動物介在教育の専門家

動物介在教育では,動物の持つ良さを活用しながら,子どもが学習を通してより良い方向へ発達するように指導・援助することが目的といえる.動物介在教育専門家としていずれも国家資格を有する専門家制度として位置づけることを推奨する.すなわち,教諭が動物介在教育専門家教育プログラムを習得して認定された動物介在教育専門教諭と,動物介在教育士の教育プログラムを習得し,国家試験に合格し動物介教育士としての資格を有する専門職とする.動物介在教育士は動物介在教育専門教諭が動物を介在させる教育を実施するにあたりその補助を行う.

(3) 動物介在活動

動物介在活動は前述したように,基本的に,動物と人々が表面的に触れ合う活

動であり，特別なプログラムが存在するわけではない．したがって，動物介在教育，動物介在療法とは区別して考えるべきであり，その意味においては動物介在活動の専門家，資格基準は必ずしも必要でないと考えられる．また，参加する人々も，特別な義務を負うこともなく，活動それ自体はボランティアの自発性に任されている．しかし，ボランティア参加者の選考，活動理念，目的の明確化，介在動物側と受け入れ施設側の調整，活動スケジュールの作成，準備，ミーティングなどを担うファシリテーターは不可欠である．ファシリテーターはボランティア活動の根幹をなす重要な人であり，知識，経験においても豊富な人が望ましく，ある意味ではその人の魅力や人柄に活動が左右される．活動の永続性などの問題はあるにせよ，種々のケースで活動が活発化することは社会への「動物介在」の有用性を認知させるという点では重要な意義を持つことを認識する必要がある．

4）今後の方向性

動物介在療法，動物介在活動および動物介在教育における動物介在の有効性の立証と社会の認知が必要とされる．さらに，動物介在療法専門家と動物介在教育専門家に加えて，ファシテリーター，ブリーダー，トレーナーなどの養成プログラムの確立も急務であろう．動物介在教育・療法の専門家，もしくはその資格レベルとしては動物介在教育・療法を学習した教師，医師，理学療法士，その他に心理学を学び精神疾患などの治療に携わることが可能な心理学の専門家，動物の行動や人間の身体的機能も学んだ獣医師，社会福祉関係の専門的知識を持った，社会，介護福祉士等が考えられる．

今後，教育学，医学，看護学，獣医学，動物行動学，福祉学，社会学等の専門家が各々の専門性を生かしつつ相互の連携を密にしながら融合しつつ，動物介在教育・療法の場を構築し，社会的に認知される職業として定着させていく必要があるように考える．

参考文献

1) Fraser, A, F and Broom, D. M. (1990) Farm Animal Behaviour and

Welfare, 3rd eds. Bailliere Tindall, London, UK. (Reprinted 1996, CAB International)

2) McGlone, J. J. (1993) What is animal Welfare? Journal of Agricultural and Environmental Ethics 6 (Supplement 2), 26-36.

3) Duncan, I. J. H. (1993) Welfare is to do with what animals feel. Journal of Agricultural and Environmental Ethics 6 (Supplement 2), 8-14.

4) Dawkins, M. S. (1988) Behavioural deprivation: a central problem in animal welfare. Applied Animal Behaviour Science 20, 209-225.

5) Bentham, J. (1789) Introduction to the Principles of Morals and Legislation. 1996 Imprint. Clarendon Press, Oxford.

6) Rollin, B. E. (1993) Animal welfare, science and value. Journal of Agricultural and Environmental Ethics 6 (Supplement 2), 44-50.

7) Brambell Committee (1965) Report of the technical committee to enquire into the welfare of animals kept under intensive livestock husbandry systems. Command Report 2836. Her Majesty's Stationery Office, London.

8) Kiley-Worthington, M. (1989) Ecological ethological and ethically sound environments for animals: Toward symbiosis. Journal of Agricultural Ethics 2. 323-347.

9) Farm Animal Welfare Council (1992) FAWC updates the five freedoms. Veterinary Record 131, 357.

10) Webster, A. J. F. (1995)Animal Welfare - A Cool Eye towards Eden. Blackwell Science, Oxford.

11) Broom, D. M. and Johnson, K. G. (1993) Stress and Animal Welfare. Chanpman and Hall, London.

12) Hurnik, J. F. and Lehman, H. (1985) The philosophy of farm animal welfare: a contribution to the assessment of farm animal well-being. In: Wenger, R. M. (ed.) Second European Symposium on Poultry

Welfare. German Branch of the Worlds Poultry Science Association. Celle. Germany, pp. 255-266.
13) Friedman, E., Katocher, A.H., Lynch, J. J. and Thomas, S. A. (1980) Animal companions and one year survival of patients after discharge from a coronary care unit. Public Health Reports. 95, 307-312.
14) Anderson, W. P., Reid, C. M. and Jennings, G. L. (1992) Pet ownership and risk factors for cardiovascular disease. The Medical Jour- nal of Australia 157, 298-301.
15) Kate, B. (2001) Concept in Animal Welfare. World Society for the Protection of Animals University of Bristol Team or Compassion in World Farming CD ROM 89 Albert
16) 桜井富士朗・長田久雄編: 人と動物の関係の学び方, インターズー (2003)
17) 横山章光: アニマルセラピーとは何か, NHKブックス, 東京 (1996)
18) 竹内ゆかり・森祐司: イヌとネコの問題行動治療マニアルファームプレス (2001)
19) 佐藤衆介: アニマルウェルフェア, 東京大学出版会 (2005)
20) 樋口誠一 (分担執筆): 動物介在教育・活動・療法に関する提言, 私立獣医科大学協会, 動物介在療法教育委員会 (2007)
21) 樋口誠一: 動物福祉と動物介在教育・療法 (教育講演). 第2回日本動物介在教育・療法学会学術大会要旨集, 東京大学, 東京 (2009)
22) Higuchi, S. Curriculum development for new challenge in veterinary medicine reflecting social issues on human animal relation, ethics, environments. The International Symposium of the Korean Society of Veterinary Science (Abstracts, 49 (3): 211-213. Jeju, Korea (2009))
23) 樋口誠一: 動物福祉と動物介在教育・療法専門家として求められるもの 日本獣医内科アカデミー2010大会 (東京) 2010. 2 (日本獣医内科アカデミー2010大会 抄録集 (2) p. 282 2010. 2. 14)

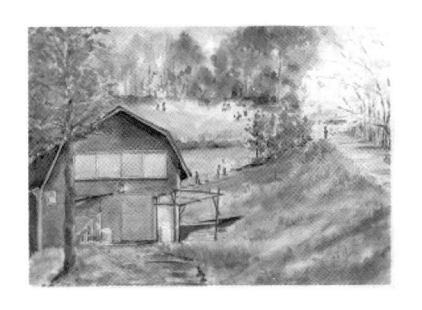

第6章
ヒポセラピー(馬介在療法)の効果

局　博一
東京大学大学院農学生命科学研究科教授

1. はじめに

　人類と馬のかかわりは，食料，使役(移動，運搬，農耕・放牧管理)，軍事，娯楽(スポーツ，競馬)，祭祀(祭り，神事)など多岐にわたる．家畜の中で馬はもっとも遅い時代に家畜化された動物で，紀元前 3500～4000 年に黒海の北部(ウクライナ地方)周辺で始まったとみられている．ウクライナ共和国北西部のトリポリエでは当時すでに小麦や大麦の栽培がなされ，家畜化された山羊，牛，羊，豚の骨とともに馬骨が出土している．ウクライナ中央部のデレイフカ

では，紀元前4000年頃の製作とみられる最古のハミらしきもの（鹿の角などで造形）が出土している．当時，中央アジア一帯にはオナガーと呼ばれるロバの仲間が多数棲息しており，この地域の人々はもともとウマ属に対する知識が豊富であったものと思われる．黒海周辺からは，後の時代にヒクソス，ヒッタイト，スキタイといった騎馬や戦車を得意とする民族が跋扈して，メソポタミアやエジプトの国家盛衰に大きな影響を与えている．馬は人類にとって非常に利用価値が高かったため，長年にわたって手厚い保護と遺伝形質の選抜がなされ，今日に至っている．

　馬は分類上，家畜馬（*Equus Caballus*，染色体64本），ロバ（*Equus Acinus*，染色体54～62本）およびシマウマ（*Equus Zebra*など，染色体32～42本）の3種類があるが，普段，われわれが目にする馬は大部分が家畜馬で，代表的な品種にはサラブレッド，アラブ，リピッツア，セルフランセ，クオーターホース，ブルドン，ペルシュロン，ハクニー，ハフリンガー，シェトランドポニーなど約200種が知られている．本章のテーマであるヒポセラピーに用いられる馬種には特に定まったものがないが，西欧では重種系の雑種やコマネラ（ポニーの一種），クオーターホース，アパルーサなどの使用がみられる．

　わが国の馬は，5世紀頃に多くは韓半島を経由して日本列島にもたらされ，列島を北へ南へと伝播されたものと考えられている．戦国時代から近世にかけては各地で馬産が盛んになり，南部馬，鬼首馬，三春駒，木曽馬，淡路馬，島原馬，薩摩馬などが産出された．明治時代に入り，政府が近代的な富国強兵策を推進する過程でわが国の馬産政策が見直され，西洋からアングロアラブ，サラブレッド，アラブ，セルフランセなどの大型軽種馬が大量に輸入されて繁殖に供され，およそ半世紀の間に大部分が西洋馬に置き換わっている．そうした大変革の嵐の中で"難を逃れた"一部の馬が"日本在来馬"として細々と命脈を保っている．日本在来馬には，北海道和種馬，木曽馬，野間馬，対州馬，御崎馬，トカラ馬，宮古馬，与那国馬の8種類があるが，全頭数を合わせても約2,000頭までに激減しており，多くが絶滅の危機に瀕している．

　馬は人類の保護がなければすでに絶滅していただろうといわれている．しかしながら，その"保護"の目的は，軍用馬の例にみるように馬にとっては必ず

しも有難いものではなかった面もある．馬と人類のかかわりが，食料目的の第一世代，軍事・使役目的の第二世代を経て，現代では，伴侶動物としての真の意味でのふれあいや教育，医療などの福祉面における馬の活躍と貢献を通じた共存・共栄の途を模索する第三世代の時代を迎えていることは実感するところである．その意味からも本稿のヒポセラピーは，動物との共存・共栄を見据えた「農医連携」の一形態として注目すべき新しい領域であるといえる．

2．ヒポセラピー（Hippotherapy）とは

馬を介在させることで患者あるいは健常者の心身の健康増進やリハビリテーションの促進を行う福祉活動であり，明確に医療的な効果を得ることを目的としている，補助（補完）医療あるいはパラメディカル分野の一つである．Hippotherapy にかわって Equine-assisted therapy あるいは Therapeutic riding といった呼称も用いられているが，近年，作業療法学や理学療法学などの医療分野の学術雑誌に発表されている研究報告では Hippotherapy の用語を使用している例が多くなっている．乗馬および乗馬中の作業タスクは騎乗者に対して様々な運動負荷と感覚刺激を同時に賦与するものであり，医療分野の中では作業療法や理学療法にもっとも近い分野と思われる．また一面では，スポーツ科学としての側面も有している．

3．ヒポセラピーの歴史（概要）

古代ギリシャのヒポクラテス（紀元前 460～377）の時代の記録（Chapter "Natural Exercise"）の中で，乗馬によるリズムが負傷兵の身体機能の回復を早めることが記載されているといわれる．ヒポセラピーが近代的な医療の対象として位置づけられるようになったのは 20 世紀になってからで，とくに第二次世界大戦後は急速な発展を示した．1900 年代の前半に，第一世界大戦での体験をもとに医師アグネス・ハント（D. A. Hunt, オズウェストリー整形外科病院）と理学療法士のオリーブ・サンズがオックスフォード病院で患者の乗馬治療を開始，1948 年には英国のウィンフォード整形外科病院（S.セイウェル）が障害者乗馬治療施設として公認された．戦後はベルギー，デンマークや英国

を中心に医師や理学療法士の間で乗馬による近代的な医療活動が普及し始めていたが,ブレークスルーとなったのは有名なリズ・ハーテル (Liz Hartel, デンマーク) の活躍である.彼女は若い時 (1940年) にポリオに罹患したことが原因で下肢が完全に不随となったものの,愛馬とともに人馬一体の生活を送るようになり,馬術に魅せられてついにはオリンピックヘルシンキ大会 (1952) の馬場馬術競技 (ドレッサージュ) で銀メダルを獲得したというものだった.男女が同一条件のもとで競技が実施され,また今日のようにパラリンピックもない時代での快挙であり世界的な賞讃を浴びた.このような出来事とハーテル女史自身による熱心な普及活動によって障害者乗馬に対する関心が飛躍的に高まり,1969年には英国アン王女が総裁を務める障害者乗馬協会 RDA (Riding for the Disabled Association) が,同年に北米障害者乗馬協会 NARHA (The North American Riding for the Handi-capped Association) が設立された.現在,両団体ともその傘下に多数の活動組織や施設を有す大きなグループである.次いで,1970年にドイツ乗馬療法協会が設立,1972年にはベルギー乗馬療法協会が設立された.上記の RDA や NARHA は,障害者の身体機能回復を高めるための活動を行っているが,一方では乗馬や馬車 (Driving) によるスポーツやレクリエーションとしての活動も大きな比重を占めている.

わが国では1973年に(財)ハーモニィセンターがポニークラブを開設し,児童,青少年の情操教育への取り組みが始まるとともに,1990年にポニースクールかつしかで障害者乗馬が開始された.1989年頃から国立特殊教育研究所の滝坂信一博士らによって乗馬療育に関する研究が行われるようになった.1991年には医師である村井正直氏が重度障害者施設を擁している社会福祉法人わらしべ会において,英国 RDA とも連携して乗馬療育を浦河わらしべ園などで開始した.また,村井氏は北海道日高に乗馬療育インストラクター養成学校を1998年に創設して,乗馬療育に必要な指導者の育成に当たっている.1995～1999年にかけて,日本障害者乗馬協会 (JRAD, 1995),日本乗馬療法協会 (NRT, 1996), RDA 横浜 (1996), RDA Japan (1998),全日本障害者乗馬協議会 (1999) など次々とこの分野の組織が設立されるとともに,全国各地で意欲的な

活動が展開されている．現在，馬とのふれあい活動も含めると（祭りを除き），活動団体は全国でおそらく 150 は下らないと思われる．しかしながら，理学療法士，作業療法士，医師，障害者乗馬インストラクター，言語聴覚士などの有資格者と連携して医療活動を実践している団体はそれほど多くないのが実情である．その最大の理由は，わが国ではこの分野における全国基盤での資格制度が整備されていない点が挙げられる．一方，ドイツでは指導者および施設が認定を受けたヒポセラピーは医療手段の一部として正式に位置付けられており，障害者医療における重要な手段になっている．

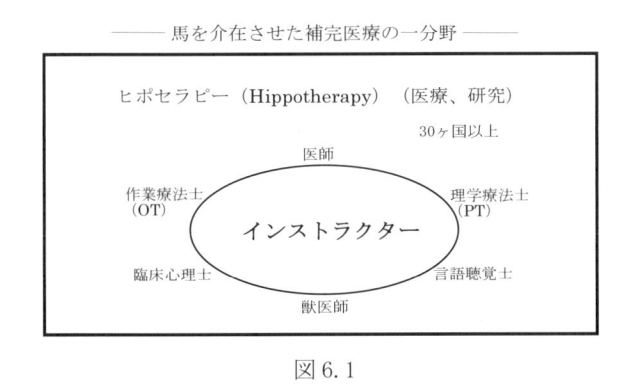

―― 馬を介在させた補完医療の一分野 ――

ヒポセラピー（Hippotherapy）（医療、研究）

30ヶ国以上

医師
作業療法士（OT）
理学療法士（PT）
インストラクター
臨床心理士
言語聴覚士
獣医師

図 6.1

4．ヒポセラピーの実施方法

　ヒポセラピーの実施にあたって必要な条件は，①信頼できる馬，②インストラクター（有資格者），リーダー（プログラム内容やクライアントの状況に応じて馬の歩様，静止などを自在にコントロールできる人），サイドウォーカー（通常は 2 名，教育を受けたボランティアで可），クライアント（騎乗者），③適切な空間（馬の頭数，参加人数によるが，概ね 20m×20m 以上程度の面積で可，円馬場になるようにロープ等で仕切ると実施しやすい）である．乗馬は引き馬で行うのが普通であり，馬の歩様は常歩または速歩で行う．また，乗馬ではないが馬車操作（ドライビング）を行う場合もある．乗馬中には会話による視聴覚・言語刺激，馬上体操や身体動作（手を延ばす，挙げる，道具をつかむ，馬を撫で

Hippotherapy
――― ヒポセラピーの実施方法 ―――

構成員	インストラクター サイドウォーカー クライアント セラピーホース
場　所	専用馬場（屋内、屋外） 公園、空き地、校庭
実施計画	プログラムの作成、クライアントとホースの組み合わせ、インフォームドコンセント、保険

図 6.2

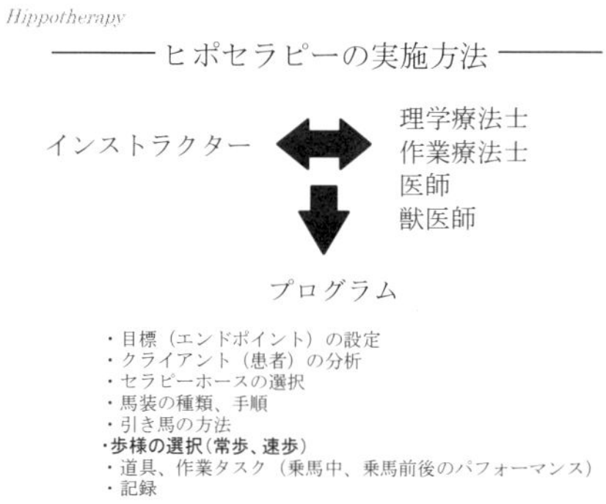

Hippotherapy
――― ヒポセラピーの実施方法 ―――

インストラクター ⇔ 理学療法士／作業療法士／医師／獣医師
↓
プログラム

・目標（エンドポイント）の設定
・クライアント（患者）の分析
・セラピーホースの選択
・馬装の種類、手順
・引き馬の方法
・**歩様の選択（常歩、速歩）**
・道具、作業タスク（乗馬中、乗馬前後のパフォーマンス）
・記録

図 6.3

るなどのスキル）を同時に行い、総合的な効果を生むように心がける．また、乗馬以外にも馬装準備や馬具の手入れ、馬への接近、挨拶、乗馬前のバランスボール、馬へのブラッシング、裏ぼり、玩具などの補助用具の使用も活動メニューに組み入れている場合が多い．

　ヒポセラピーの実施にあたっては事前に綿密な計画(プロトコール)を立てることが行われる．医師、理学療法士、作業療法士、言語聴覚士、臨床心理士などと連携して、患者の疾患の状態と既往歴、他で受けている治療の内容を十分に把握した上で、到達目標(エンドポイント)とヒポセラピーのプログラム内容（セラピー馬の選択、馬の歩様、乗馬中の作業タスク、言語・視聴覚コミュニケーションの方法、実施期間、実施頻度など)を決める．実施中は毎回実施記録と患者の変化に関する記録を残す．定期的に実施者による検討会をもち、効果の判定、計画の確認や再検討を行う．また馬の健康状態を把握するために可能なかぎり定期的に獣医師に診断してもらう．診断内容としては、食欲、顔面の様子、頭頸部・体幹部・四肢の外観、跛行の有無、皮膚の弾力性（脱水症状がないか)、眼結膜、口腔、体温、呼吸音、心拍数などである．なお、馬の日常の管理として、削蹄、ワクチン接種（破傷風、馬インフルエンザなど）、定期的な休息・放牧に対する措置が必要である．

5．ヒポセラピーの身体的効果

1）概　要

　ヒポセラピーは脳性麻痺，脊髄疾患，脳卒中，自閉症，アスペルガー，多動症，筋硬直症などの様々な疾患に適用される．また，ヒポセラピーは非常に大きな精神的効果があることが知られている．しかし，医療分野での科学論文としては肉体的な変化に関するものが多くみられる．これはヒポセラピーの精神的，心理的効果が身体的効果よりも小さいという意味ではなく，物理的な測定が比較的容易な身体的効果の方が結果の判定をしやすく，論文になりやすいといった面も一因かと思われる．物理的な測定指標としては，関節可動域（ROM），握力，歩行・起立・姿勢変換・ジャンプなどの粗大運動（GMF），筋活動（筋電図）の協調性，左右対称性，筋収縮・弛緩の大きさ，モーションキャプチャー観察による上肢・下肢の運動機能，頭部・体幹の安定性，歩行運動（移動時間，移動軌跡，加速度など）など様々である．最近では，近赤外線スペクトロスコピー（fNIRS）を利用して脳性麻痺疾患や自閉症における脳血流の変化を簡便にリアルタイムに測定する試みもなされている．一方，精神的，心理的変化の測定では，VAS 試験，クレッペリン試験などの指標が知られている．ヒポセラピーでは，発語能力の向上も経験的に知られている．また，慶野らは独自に開発した目視による身体的観察指標（HEIP スコア）と精神的観察指標（HEIM スコア)を用いて，セラピーの効果を判定している．

乗馬の何が心身に良い効果をもたらすか？

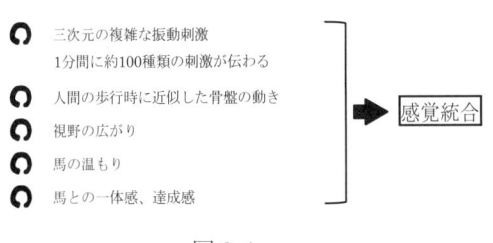

- 三次元の複雑な振動刺激
  1分間に約100種類の刺激が伝わる
- 人間の歩行時に近似した骨盤の動き
- 視野の広がり
- 馬の温もり
- 馬との一体感、達成感

→ 感覚統合

図 6.4

馬の歩行中の揺れ

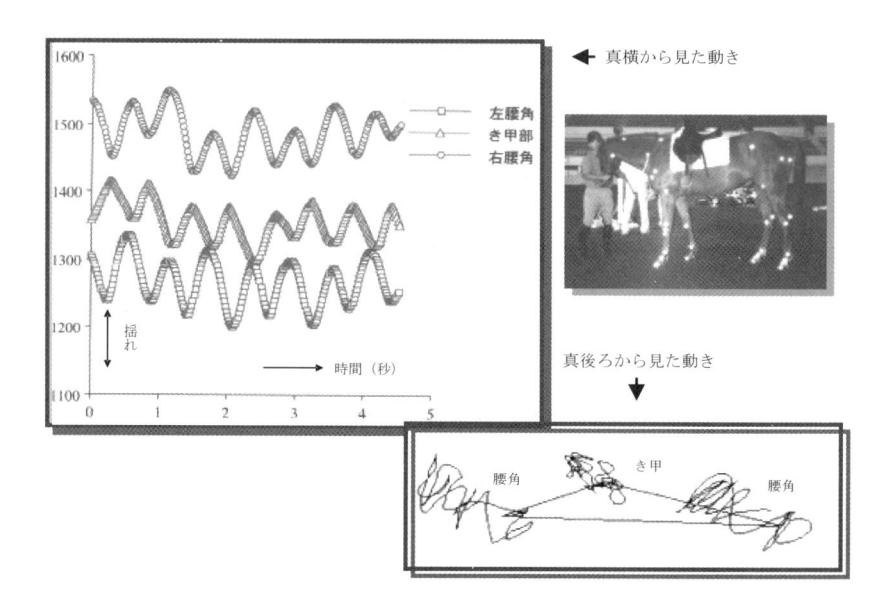

図 6.5

ヒポセラピーの身体的効果に関して，あまり効果がないのではないかといった見解を耳にすることもあるが，最近，科学的評価に十分耐えうる研究論文が増えてきていることも事実で，それらの多くはヒポセラピーの陽性効果を認めている．効果が見られなかった研究は論文にしにくいといった事情も考えられるが，条件設定を厳密にして適切な指標で観察した場合には，それなりに効果があることが示されている．

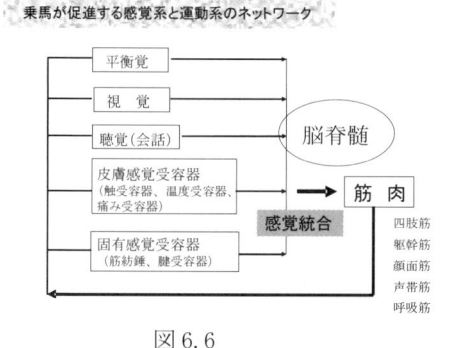

図 6.6

このような研究成果としては，脳性麻痺患者における関節可動域の増大，頭頸部の安定性の増大，上肢の運動機能の向上，体幹部の

左右対称性の改善,歩行能力の改善,運動エネルギー(酸素消費量)の効率化などが挙げられる.このような身体的変化の一部は,乗馬直後だけでなく乗馬中止後の少なくとも 12 週間にわたって持続することも認められている.乗馬は三次元の揺れをベースにして,視覚,固有感覚,前庭覚,皮膚感覚などの様々な感覚をクライアントに同時にもたらすものであり,作業療法学などの分野で重要な概念になっている「感覚統合」機能を促進する上で効果があるものと思われる.

2)研究成果の事例紹介

以下に,ヒポセラピーの身体効果に関する国内外の科学的研究成果の一端を,文献例を挙げて紹介する.

(1) 体幹部の左右対称性改善効果

Benda W, McGibbon NH, Grant KL. (2003): Improvements in muscle symmetry in children with cerebral palsy after equine-assisted therapy (hippotherapy). *J Altern Complement Med. 9(6): 817-825.*

ストライドの長さがほぼ同じ2頭の馬を用いてヒポセラピーを行った.ヒポセラピーの対象者は痙直性脳性麻痺児(15 名,4〜12 歳)で,無作為にヒポセラピー群(7 名)と対照群(8 名)とに分けた.対照群は馬を模したバレル(樽)に跨った.脳性麻痺の患者は身体の左右対称性のバランスが大きく損なわれている.これは左右の筋緊張の相違を反映しており,筋電図における活動電位の大きさの差として表れる.各患者の頚部(C4),胸部 (T12),腰部 (L3-4)の左右対称部位から筋電図を記録して左右の活動電位の差が最も大きい部位を指標にして,ヒポセラピー実施前後の変化

―― 馬介在療法の対象者、効果が認められる疾患(NARHA, 2009) ――
・筋ジストロフィー
・脳性麻痺 (Snider et al., 2007; Sterba, 2007)
・視覚障害
・ダウン症候群
・発達障害
・自閉症
・多発性硬化症 (Silkwood-Sherer & Warmbier, 2007; Hammer et. al., 2005)
・脊椎披裂
・情緒障害
・脳損傷
・脊髄損傷 (Lechner, Kakebeeke, Hegemann, & Baumberger, 2007)
・手術による手足切断
・学習障害
・注意欠陥/多動症
・聾唖
・心臓血管障害/卒中

図 6.7

脳性麻痺(児)における効果報告例

- 粗大運動能力(歩行、姿勢変換など)が大幅に改善
  McGibbon N.H. et al., Dev. Med. Child Neurol., 1998
- 下肢関節可動域の明瞭な改善、肺活量の増加
  Korsakova V. Zh Nevrol Psikhiatr 2002
- 体幹の左右対称性(筋活動のバランス)が大幅に改善
  Benda W. et al., J. Altern Compl Med 2003
- 頭部、躯幹部の安定性が大幅に改善、少なくとも3ヶ月持続
  Shurtleff T. L. et al., Arch Phys Med Rehabil 2009
- 粗大運動能力、内転筋の改善が3ヶ月経過後にも認められ、1名は4週間で介助なしに自力歩行が可能となった
  McGibbon N.H. et al., Arch Phys Med Rehabil 2009

脊髄損傷患者における効果報告例

- 下肢の痙直、両麻痺、対麻痺が明瞭に軽減
  Lechner HE, et al., Spinal Cord.2003

図6.8

(非対称性の変化)を観察した.ヒポセラピーは1回につき8分(左回り4分間,右回り4分間)行い,8週間にわたって実施した.同様に対照群も8分間のバレル騎乗を行った.

その結果,乗馬直後の左右対称性の改善率(平均)はヒポセラピー群で64.6%,対照群で−12.8%であった(p =0.051).このことから,ヒポセラピーは脳性麻痺児における身体の左右の非対称性を改善することが明らかになった.

(2) 大腿部内転筋の左右対称性改善効果

McGibbon NH, Benda W, Duncan BR, Silkwood-Sherer D. (2009): Immediate and long-term effects of hippotherapy on symmetry of adductor muscle activity and functional ability in children with spastic cerebral palsy. *Arch Phys Med Rehabil. 90(6): 966-974.*

日本における研究成果のまとめ

- 軽度知的発達障害(自閉症、多動症など)
  1) 学習能力の向上
  2) 落ち着きの向上
  3) 表情、表現力(言語、発声)の向上
  4) コミュニケーション力の向上
  5) 社会性の向上
- 不登校、引きこもり
  1) 自律神経機能の改善
  2) 睡眠・覚醒の質の向上
  3) 不安、慢性疲労の改善
  4) 自尊心の高まり

図6.9

短時間(10分間)のヒポセラピーおよび長期間(12週間)のヒポセラピーによる大腿部内転筋筋電図の左右非対称性の変化および粗大運動スコアの変化を調べた.短時間のヒポセラピー実験では,セラピー群25名(脳性麻痺,平均年齢8歳5ヶ月),バレルに騎乗するだけの対照群22名(脳性麻痺,平均年齢8歳8ヶ月)に対して行い,長期間のヒポセラピー

実験では，6名の脳性麻痺患者について実施した．短時間のヒポセラピー実験の結果，内転筋の左右対称性の改善率はヒポセラピー群で41.2%，対照群で－0.013%であり，統計的に有意差 ($p < 0.001$)を示した．長期間のヒポセラピー実験では，ヒポセラピーを実施する前の12週間のベースライン記録では内転筋の左右対称性改善率が9.4%であったのに対して，12週間のヒポセラピー後には43.8%にまで改善し，さらにヒポセラピー中止後の12週間目においても53.2%の改善率が維持された．また粗大運動スコアは，ヒポセラピー前の54.1%，54.3%から12週間のヒポセラピー後には58.6%，ヒポセラピー中止後の12週間目では59.3%に維持された．これらの結果は，ヒポセラピーによって大腿部内転筋の左右対称性が改善され粗大運動能力の向上に寄与しうること，またそのような効果はヒポセラピーの中止後も少なくとも12週間は維持されることが明らかになった．

(3) 頭頸部，体幹部，上肢の安定性改善効果
Shurtleff TL, Standeven JW, Engsberg JR.(2009): Changes in dynamic trunk/head stability and functional reach after hippotherapy. Arch Phys Med Rehabil. 90(7):1185-1195.

脳性麻痺児11名（平均年齢8.2歳），非障害児8名（平均年齢8.1歳）に対して，週に1回，45分間のヒポセラピーを12週間実施し，ヒポセラピーの直前，直後およびヒポセラピー終了後12週間後の頭頸部，体幹部の安定性および上肢の目標物到達能力を調べた．頭頸部と体幹部の安定性検査は一定の振動刺激を負荷することが可能な電動バレル上に被験者を乗せることで行った．また，上肢の検査は被験者を椅子に座らせ，指先を膝頭の位置から前方または側方の目標物に到達させることで行った．いずれの検査も観察はビデオカメラを用いて行い，データ解析は，予め身体各部位および電動バレルにとりつけておいたマーカーの移動軌跡を画像解析ソフト（モーションキャプチャ）を用いて行った．

結果，電動バレルで振動刺激を与えた際の脳性麻痺児の頭部の動揺のばらつき度（標準偏差）は，12週間のヒポセラピー後に有意 ($p < 0.05$)に減少し，そ

の減少はヒポセラピー終了後12週間後においても維持された.同様にヒポセラピー後に頭部の支持角度が上向きに保持されるようになり ($p < 0.05$),ヒポセラピー終了後12週間後においても維持された.また,頭頸部の上下動揺がヒポセラピー群では対照群に比べて有意に減少し,ヒポセラピー終了後12週間後においても維持された.指先の目標物到達速度および到達までの軌跡の効率も有意(< 0.05, $p < 0.01$) に改善された.これらの成績から,ヒポセラピーは頭部,頸部,体幹部の安定性および上肢の運動能力を高め,その効果はヒポセラピー終了後も維持されることが明らかになった.

参考文献

1) Keino H, Funahashi A, Keino H, Miwa C, Hosokawa M, Hayashi Y Kawakita K. (2009): Psycho-educational Horseback Riding to Facilitate Communication Ability of Children with Pervasive Developmental Disorders. J. Equine Sci. 20(4): 79-88.

2) Shurtleff TL, Standeven JW, Engsberg JR. (2009): Changes in dynamic trunk/head stability and functional reach after hippotherapy. Arch Phys Med Rehabil. 90(7): 1185-1195.

3) McGibbon NH, Benda W, Duncan BR, Silkwood-Sherer D. (2009): Immediate and long-term effects of hippotherapy on symmetry of adductor muscle activity and functional ability in children with spastic cerebral palsy. Arch Phys Med Rehabil. 90(6): 966-974.

4) Nareklishvili TM. (2008): Dynamics of hip joint biomechanics in patients with coxarthrosis at the time of hippotherapy. Georgian Med News. (155): 26-31. (Abstract)

5) Sterba JA. (2007): Does horseback riding therapy or therapist-directed hippotherapy rehabilitate children with cerebral palsy? Dev Med Child Neurol. 49(1): 68-73

6) Snider L, Korner-Bitensky N, Kammann C, Warner S, Saleh M. (2007): Horseback riding as therapy for children with cerebral palsy:

is there evidence of its effectiveness? Phys Occup Ther Pediatr. 27(2): 5-23.
7) Lechner HE, Kakebeeke TH, Hegemann D, Baumberger M. (2007): The effect of hippotherapy on spasticity and on mental well-being of persons with spinal cord injury. Arch Phys Med Rehabil. 88(10): 1241-1248.
8) Benda W, McGibbon NH, Grant KL. (2003): Improvements in muscle symmetry in children with cerebral palsy after equine- assisted therapy (hippotherapy). J Altern Complement Med. 9(6): 817-825.
9) Winchester P, Kendall K, Peters H, Sears N, Winkley T. (2002): The effect of therapeutic horseback riding on gross motor function and gait speed in children who are developmentally delayed. Phys Occup Ther Pediatr. 22(3-4): 37-50.
10) Sterba JA, Rogers BT, France AP, Vokes DA. (2002): Horseback riding in children with cerebral palsy: effect on gross motor function. Dev Med Child Neurol. 2002 May; 44(5): 301-308.
11) Lisiński P, Stryła W. (2001): The utilization of hippotherapy as auxiliary treatment in the rehabilitation of children with cerebral palsy. Ortop Traumatol Rehabil. 3(4): 538-540. (Abstract)
12) McGibbon NH, Andrade CK, Widener G, Cintas HL.(1998): Effect of an equine-movement therapy program on gait, energy expenditure, and motor function in children with spastic cerebral palsy: a pilot study. Dev Med Child Neurol. 40(11): 754-762.
13) Bertoti DB. (1988): Effect of therapeutic horseback riding on posture in children with cerebral palsy. Phys Ther. 68(10): 1505-1512.
14) Rieger C. (1978): Scientific fundamentals of hippo- and riding therapy a compilation of study results. Rehabilitation (Stuttg). 17(1): 15-19. (Abstract)

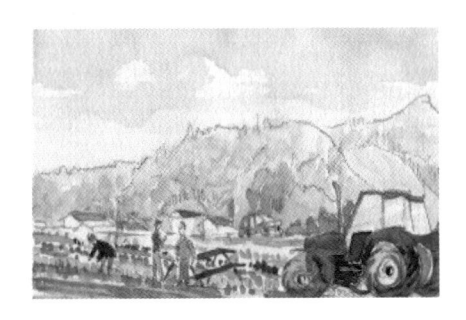

第7章
馬介在療法の科学的効果
－内科医の視点から－

倉恒　弘彦
関西福祉科学大学健康福祉学部教授

要　約

　われわれは，まず乗馬がどの程度の運動になっているのかを明らかにする目的にて男女 11 名を対象に，安静時，歩行時ならびに常歩(なみあし)，速歩(はやあし)，駈歩(かけあし)の騎乗時における心拍数，酸素消費量を，ホルター心電計，ポータブルタイプの酸素消費計を用いて計測したところ，安静時の心拍数は 83.0±8.3/分，酸素消費量は 262±79ml/分であったが，常歩騎乗のみで心拍数は 103.1±11.7/分，酸素消費量は 603±132ml/分と安静時と比較して有意に増加しているこ

とが判明した（p＜0.001）．本人が歩行した場合の心拍数は 98.3±13.4/分，酸素消費量は 537±84ml/分であり，ただ馬にまたがっているだけの常歩騎乗であっても歩行と同等の有酸素運動になっていた．このことは，特別な技術を必要としない「引き馬乗馬」のようなものでも，立派な有酸素運動になることを示唆している．さらに，速歩騎乗では心拍数は 145.2±17.7/分，酸素消費量は 1279±305ml/分，駆歩騎乗では心拍数は 163.1±12.8/分，酸素消費量は 1516±385ml/分と常歩騎乗と比較して有意な増加が認められ（p＜0.001），速歩，駆歩騎乗は自転車エルゴメーター負荷試験の最大運動負荷に匹敵するような激しい無酸素運動であることが確認された．

　次に，馬介在療法の効果を科学的に検証することを目的に，厚生労働科学研究（子ども過程総合研究事業）の中で馬介在療法を希望した 9 名の不登校児と引きこもり状態の 5 名の成人（計 14 名）を対象に自覚症状とともに自律神経機能や睡眠覚醒リズムの解析を行ったところ，臨床症状としては気分の落ち込み，イライラ感，不安感，緊張などの自覚症状の改善がみられた（p＜0.001）．臨床心理士の観察においては，表情が明るくなる，家庭での会話が増える，日常生活における行動量が増加するなどの所見が確認されている．また，アリス・W・ポープによる自尊心尺度を使用した評価では，ホースセラピー前には，全般，家族，社会に対しての自尊心が健常児と比較し明らかに低下していたが，ホースセラピー後は，全般，家族に対して改善の傾向がみられた．

　客観的な指標として心拍変動解析による自律神経機能を評価したところ，不登校，引きこもり状態の被験者の多くは安静閉眼時も相対的な交感神経系機能亢進状態であったが，乗馬 1 時間後には有意な改善がみられた．アクティグラフによる行動量，睡眠・覚醒リズムの評価は，馬介在療法の開始前は覚醒時の活動量が低下し，中途覚醒が増加していたが，馬介在療法後は日中の活動量，活動時間が増加し，睡眠中の中途覚醒も減少している傾向が認められた．

　また，馬介在療法による上述の効果が乗馬による特有なものであるのか，それとも単に有酸素運動に伴うものかを検討したところ，有酸素運動だけでも被験者の疲労感，活力の程度，緊張の程度，意欲の程度は回復していたが，乗馬では上記効果に加えて，気分の落ち込み，イライラ，不安，体調の悪化

などの症状にも有意な改善がみられ,乗馬では有酸素運動の効果に加え,馬との触れ合いを介して疲労に伴ういくつかのネガティブな症状を改善させる効果がみられることが判明した.

最近,われわれは伝承療法の抗疲労効果の検証の中で,3時間の精神作業負荷のみでも血液中の酸化ストレスが上昇することや,森林環境での休息では酸化ストレスの有意な減少がみられることなども見出してきており,本講演ではこれまでに明らかになってきた馬介在療法の科学的効果を中心に森林浴の科学的効果などの最近の知見についても紹介した.

1. はじめに

近年,過労や睡眠不足,あるいはストレスによる負荷が続くことで慢性的に疲労が蓄積し,身体的な疲労はもちろん,精神的にもやる気が起きないなどの症状を訴えて病院を受診してくる患者が増えてきている.1999年,名古屋地区の一般地域住民4,000名を対象に疲労の本格的な疫学調査を行ったところ,約4割が慢性的な疲労を自覚しており,その半数近くの人々が疲労のために日常生活に何らかの支障をきたしていることが明らかになった[1].そこで,翌2000年に同一地区のプライマリ・ケアを担っている医療機関を受診している患者2,180名を対象に疲労アンケート調査を行ったところ,45%の患者が半年以上持続する慢性疲労を自覚しているが,医師が診察していてもその明らかな病因を特定できるのは39%に過ぎず,32%は過労と,29%は原因不明の慢性疲労と診断され治療を受けていることも判明した[1].したがって,原因が明らかでない慢性的な疲労は医療機関においても対処すべき課題であり,21世紀の社会が克服してゆく必要のある重要な課題の1つになってきている.

このような中,動物の癒し効果を利用した治療としてアニマルセラピーも,精神・神経疾患のみならず身体疾患に対しても広く行われており,その臨床的な有効性については数多く報告されるようになってきた.アニマルセラピーとは,動物を介在して人の治療を行うものの総称であり,通常は犬や猫などの愛らしい小動物が多く使われており,無邪気な小動物が患者さんと接することにより,心のいらだちや不安,人への恐怖などの症状が癒され,何事

にも無関心であった人が，再び犬や猫に接したいと欲するようになるなど，物事へ取り組む意欲が増加する効果などが認められている．一方，大動物である馬を用いたホースセラピーの歴史は古く，古代ギリシャ時代から負傷した兵士の身体機能回復に乗馬療法が用いられており，最近では，ホースセラピーは医療・教育・スポーツ・レクリエーションの4つの要素を併せ持ち，心身両面への直接的セラピー効果なども報告されている．馬の背から伝導される上下，前後，回転運動が，人間の直立歩行に必要となる脊柱の対角線上の動きを学習する刺激になると言われており，馬の動きによる乗り手の腰部の揺れが回転作用となって伝わり，脳幹が刺激され，機能回復訓練を促進させるという説も考えられている．しかし，実際に心身のどこに，どのような効果を与えているのかについて科学的に検証した研究は少なく，その機序の解明が望まれている．そこで，本書では現代人の疲労の実態を説明すると共に，われわれがこれまで行ってきた馬介在療法の科学的な検証により明らかになってきた成績を紹介したい．

2．乗馬の運動生理:健常成人を対象とした乗馬に伴う騎手の運動生理についての検討

われわれは，大阪府教育委員会と服部緑地乗馬センターの取り組みにおいて，不登校，引きこもりの子どもたちの中には馬との触れ合いを介して社会復帰できていることを知り，厚生労働科学研究（子ども過程総合研究事業）の中で科学的な検討を行なったところ，下記のようないくつかの客観的な効果を見出してきた．

女性6名，男性5名の男女11名（年齢33.0±10.7歳，身長163.6±8.5cm，体重57.4±9.7kg）を対象に，安静時，歩行時ならびに常歩，速歩，駈歩の騎乗時における心拍数，酸素消費量を，ホルター心電計，ポータブルタイプの酸素消費計を用いて検討したところ，安静時の心拍数は83.0±8.3/分，酸素消費量は262±79ml/分であったが，常歩騎乗のみで心拍数は103.1±11.7/分，酸素消費量は603±132ml/分と共に有意に増加していることが判明した（図7.1, 7.2）($p<0.001$)[2]．本人が歩行した場合の心拍数は98.3±13.4/分，

酸素消費量は 537±84ml/分であり，ただ馬にまたがっているだけの常歩騎乗であっても歩行と同等の有酸素運動になっており，特別な技術を必要としない「引き馬乗馬」（被験者は馬にまたがっているだけで，指導者が馬を引っ張って誘導する騎乗）のようなものでも，有酸素運動による疾病予防効果が期待できることが明らかになった．性別や年齢による差はみられなかった．

さらに，速歩騎乗では心拍数は 145.2±17.7/分，酸素消費量は 1279±305ml/分，駈歩騎乗では心拍数は 163.1±12.8/分，酸素消費量は 1516±385ml/分と有意な増加が認められ（図 7.1, 7.2）（$p < 0.001$），速歩，駈歩騎乗

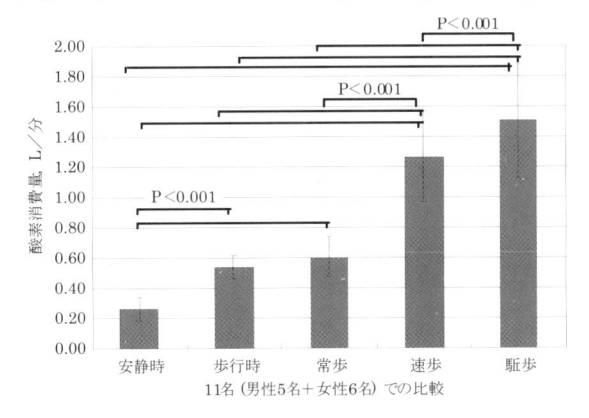

図 7.1 乗馬に伴う酸素消費量の変化

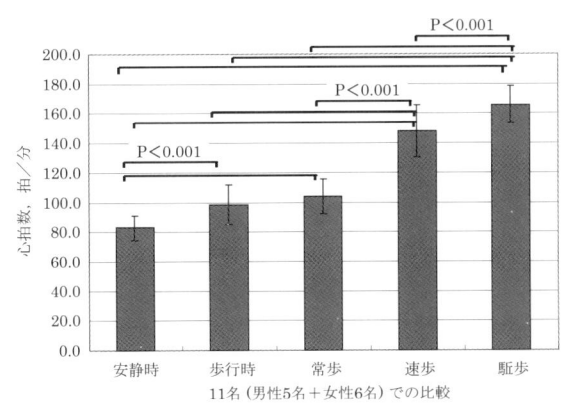

図 7.2 乗馬に伴う心拍数の変化

は他のスポーツと同等の激しい無酸素運動となっていることが確認された. 図 7.3 に, 著者の自転車エルゴメーター負荷試験結果 (心拍数, 酸素消費量, 二酸化炭素排出量) と乗馬時の心拍数, 酸素消費量を示す. この図からも, 常歩騎乗は有酸素運動領域の範囲にあるが, 速歩騎乗と駈歩騎乗は自転車エルゴメーター負荷試験の最大運動負荷に匹敵するような激しい無酸素運動となっていることがわかる.

なお, 以前経皮的動脈血酸素飽和度 (SpO_2) 測定器 (パルスオキシメーター) を用いて健常成人 8 名 (18〜73 歳, 36.4±20.5 歳) の乗馬における SpO_2 の計測を行ったところ, SpO_2 は安静時 97.3±1.0%, 歩行時 96.3±1.3%, 常歩騎乗 95.3±2.0%, 速歩騎乗 95.2±2.4%, 駈歩騎乗 (73 歳の被験者を除く) 95.2±2.2% であり, 乗馬の運動強度の増加に伴う変化はみられなかった. このことは, 健康な状態では乗馬に伴い増加する酸素消費に生体は十分に対応できることを示唆している. しかし, 73 歳の高齢者 (男性, 健康) についてみてみると, 安静時 97.8%, 歩行時 94.4%と通常の生活環境では全く正常範囲であったが, 常歩騎乗 90.5%, 速歩騎乗 89.8%と乗馬に伴い SpO_2 の明らかな低下がみられた. この被験者には特に疾病は認められず, 自覚的な症状なく楽しみながら速歩騎乗までの運動をしていた. 最近は, 高齢者のリハビリとして乗馬を始められる方も多くなってきている. しかし, 今回の検討で特に疾病がみられない健康な高齢者でも, 乗馬に伴い自覚症状もなく SpO_2 が

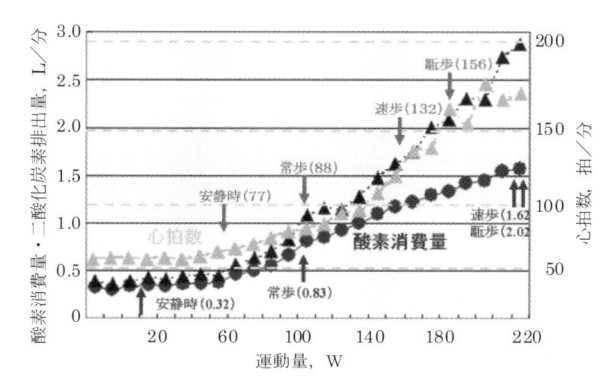

図 7.3　著者の自転車エルゴメーター負荷試験結果と乗馬時の比較

90%以下まで低下した被験者がいたことは，乗馬指導者は高齢者の騎乗においてはより注意を払う必要があることを示唆している．

3．不登校・引きこもりを対象とした馬介在療法の科学的検討

これまで，大阪府教育委員会と服部緑地乗馬センターとの取り組みとして不登校，引きこもりの子どもたちに馬との触れ合い活動が行われており，中には社会的な適応能力の改善がみられ学校や会社に復帰できているものもみられるという．そこで，われわれは厚生労働科学研究（子ども過程総合研究事業）の中で，不登校，引きこもりを対象に馬介在療法の効果を検証した[2]．

対象は，馬介在療法を希望した9名の不登校児（高校生；男性4名，女性5名）と引きこもり状態の5名の成人（男3名，女性2名）（計14名；15歳〜41歳，20.5±7.6歳）で，以下のスケジュールで実施した．

- 見学会・・・厩舎見学，馬の見学，餌やりを実施．
- 研究主旨説明会・・・研究主旨説明，倫理委員会同意書の取得．
- 診察（1回目）・・・診察，生理学的検査，血液検査を実施．アクティグラフを装着
- 馬介在療法プログラム実施
  実施時間と頻度・・・2.5時間×5回/週1回
  内容・・・検査，騎乗，馬とのふれあい，馬についての学習．
  各症状（疲労，気分の落ち込み，イライラ感，不安感，緊張，意欲，活力，体調）の評価については，騎乗前後に問診票を用いた ViSual AnalOgue Scale（VAS）にて行った．
- 診察（2回目）・・・診察，生理学的検査，血液検査を実施．アクティグラフを回収．
- 結果説明会・・・検査結果の説明を行う．

1回/週×5週間にわたって馬介在療法を実施し，毎回，① 問診票を用いた自覚症状の変化のチェック，② 心理士による全体観察，③ 加速度脈波検査

による自律神経系の評価を行うとともに，施行前と馬介在療法後（5週後）に大阪市立大学医学部疲労クリニカルセンターの外来を受診してもらい，診察，生理学的検査，臨床血液検査を受け，馬介在療法に伴う生理学的，生化学的な変化を検討した[2]．

その結果，Visual Analogue Scale (VAS)を用いて疲労感，気分の落ち込み，イライラ感，不安感，緊張，意欲，活力，体調などの程度を評価したところ，気分の落ち込み，イライラ感，不安感，緊張の項目において，騎乗前と騎乗後で統計学的に有意な改善が認められた（$p<0.001$）.

また，毎回臨床心理士による全体観察を実施したところ，参加した14例すべての症例でホースセラピーの施行に伴い以前に比較して，表情が明るくなる，家庭での会話が増える，日常生活における行動量が増加するなどの改善が認めら，臨床心理学的考察では下記所見が得られた．

・表情が明るくなり，また，柔らかくなったことから，緊張感が取れ，メンタルヘルスの向上につながったと解釈できる．
・プログラムに参加することで，他者との関係を深めることにつながり，対人コミュニケーションスキルの向上がみられた．
・交通機関を使って一人で来場する，乗馬に関してインストラクターやスタッフに質問したり，会話をすすめ，実際にそうした知識を利用するというプロセスを踏むことで，ソーシャルスキルの向上がみられた．
・騎乗の内容は，ステップアッププログラムとなっているため，達成感が得られ，大きな自信につながったと考えられる．

さらに，自尊心尺度による評価をアリス・W・ポープ（1992）による自尊心尺度[3]を使用して評価したところ，ホースセラピー前には，全般，家族，社会に対しての自尊心（自分を大切にする気持ち）が健常児と比較し明らかに低下していた．しかし，ホースセラピーの参加後は，全般，家族に対して改善の傾向がみられた（図7.4）．生理学的検査として行った加速度脈波の周波数解析による自律神経系の評価では，馬介在療法を行う前に評価した被験者14

3．不登校・引きこもりを対象とした馬介在療法の科学的検討

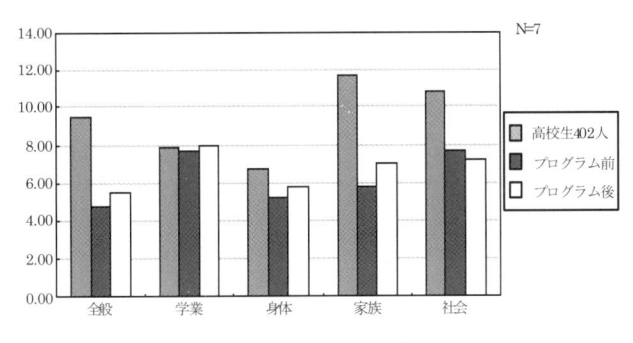

図7.4 自尊心尺度による評価

名の成績は交感神経系の緊張が健常者に比較して上昇していたが，常歩騎乗の前後の変化を検討したところ馬に騎乗1時間後にはLF/HF比が有意に低下し（$p<0.05$），副交感神経機能の1つの指標でもある脈拍の揺らぎも有意に増加しており（$p<0.001$），常歩騎乗は交感神経系の緊張を緩和し，自律神経系のバランスを改善させる効果があることが明らかになった（図7.5）．

次に，客観的な指標の評価として行ったアクティグラフによる行動量，睡眠・覚醒リズムの解析では，今回検討できた症例数が5名と少なく有意差検定を行うことはできなかったが，騎乗プログラムの実施が始まる前の3日間と，プログラム終了後からの3日間で評価した結果を見てみると，中途覚醒が減っている傾向があった．また，被験者の睡眠時間を見てみると，平均約9

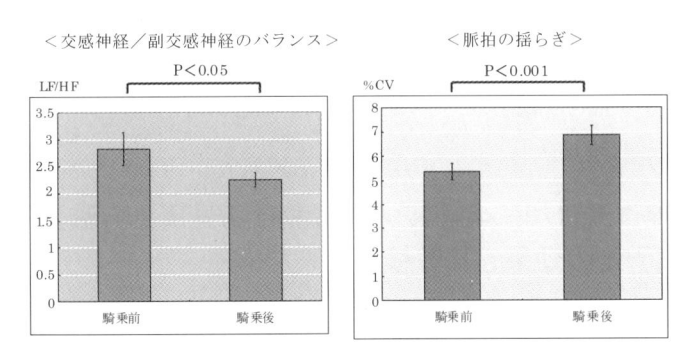

図7.5 加速度脈波の周波数解析による自律神経系の評価

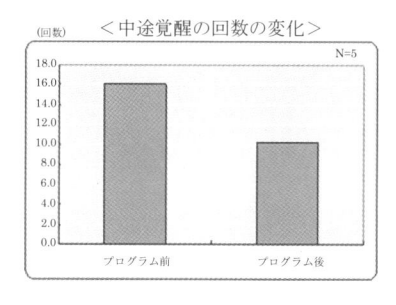

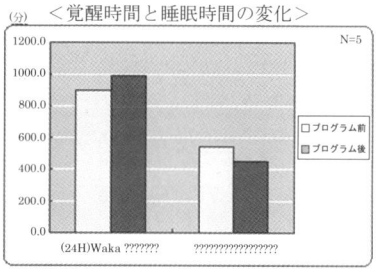

図 7.6 アクティグラフによる行動量,睡眠・覚醒リズムの観察

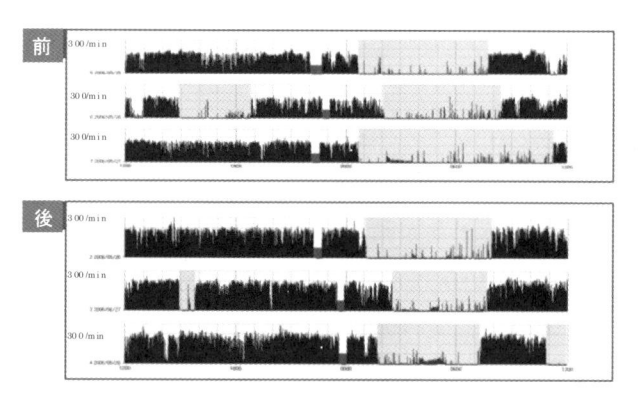

図 7.7 16歳/男子のデータ(プログラム参加前の3日間と参加後の3日間の比較)

時間の睡眠をとっていたが,ホースセラピー参加後では,睡眠時間が減少し,1日の活動時間が増加している傾向があった(図7.6).図7.7は,16歳男子生徒のアクティグラフの結果を示しているが,プログラム参加前の3日間と,参加後の3日間の比較では日中の活動量,活動量が増え,睡眠時間が短縮していることがわかる.

4.精神作業付加による疲労時における乗馬と有酸素運度(歩行)との効果を比較検討

上述の「不登校・引きこもりを対象とした馬介在療法の科学的検討」により,乗馬は有酸素運動になっていることや,心理的効果として馬に乗ることで気分の落ち込み,イライラ感,不安感,緊張が改善し,表情が明るくなる,

家庭での会話が増えるなど心身を癒し、元気を取り戻させる効果がみられることが明らかになってきた．

しかし、一般にも有酸素運動をするとストレス解消や気分が爽快になるといわれており、乗馬の癒し効果は馬との触れ合いによって生まれているのではなく、単に乗馬による有酸素運動の効果によって生まれている可能性が考えられる．そこで、乗馬による有酸素運動とほぼ同等の歩行（有酸素運動）と乗馬とを比較することで乗馬の癒し効果と有酸素運動効果について比較検討した．

関西福祉科学大学の学生 10 名を対象に、クレッペリン試験（30 分）と鏡に映った文字を写す作業（30 分）を 2 回ずつ（計 2 時間）行い、精神作業付加に伴う疲労状態を誘発し、その後 20 分間乗馬をした場合と、20 分間有酸素運度（歩行）をした場合の疲労回復効果を比較検討したところ、有酸素運動だけでも疲労感は有意に回復していた（図 7.8）．活力の程度、緊張の程度、意欲の程度などの症状も有意な改善がみられ、有酸素運動だけでもこのような疲労症状の回復効果がみられることが確認された．

しかし、精神作業負荷に伴う気分の落ち込み、イライラ、不安、体調の悪化などの症状は有酸素運動では改善がみられず、乗馬でのみ有意な回復効果がみられた（図 7.9、表 7.1）．これは、前述の不登校、引きこもりを対象に行った検証にて明らかになってきた、「馬に乗ることでその視野の高さや広さに感動し、思いのままに大動物である馬を動かすことにより、失いかけていた自信がよみがえり、意欲の回復につながっている」ことや、「馬に跨っている

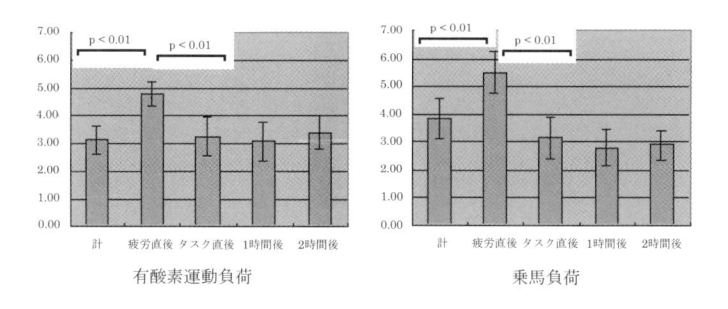

図 7.8 有酸素運動負荷と乗馬負荷による疲労度の変化

図 7.9 有酸素運動負荷と乗馬負荷によるイライラ度の変

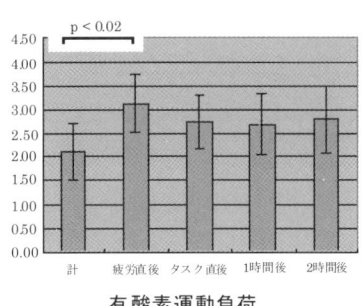

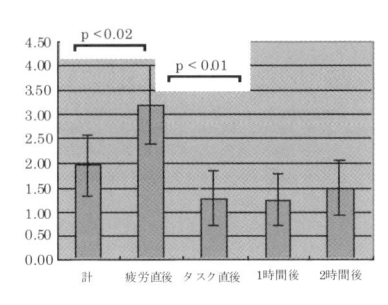

ことで全身に伝わる馬の体温から愛着が芽生え,更に馬が歩き出すことで伝わる振動で,自立心・安堵感が芽生えてきている」ことなどが関与していると思われ,馬と触れ合うことにより癒し系の神経伝達物質であるセロトニンや報酬系の神経伝達物質であるドーパミンなどの脳内代謝に改善が起きているのではないかと思われる.

表 7.1 有酸素運動と乗馬による疲労回復効果の比較

	有酸素運動	乗馬
疲労度	●($p<0.01$)	●($p<0.01$)
気分の落ち込み度	ns	●($p<0.01$)
いらいら度	ns	●($p<0.01$)
活力	●($p<0.02$)	●($p<0.01$)
不安感	ns	●($p<0.05$)
緊張	●($p<0.05$)	ns
意欲	●($p<0.05$)	●($p<0.001$)
体調	ns	●($p<0.01$)

5. 精神作業付加による疲労時における森林浴効果の検討

最後に,馬介在療法の検証ともかかわりが考えられるので,最近行った森林浴の抗疲労検証にて客観的な指標がみつかってきているので紹介したい.

関西福祉科学大学の女子学生 12 名(年齢 20.4±0.5 歳)を対象とし,笹部,山口らが開発したコンピューター化したクレペリン試験[4]を 180 分間連続で行うことにより精神作業疲労を誘発,その後森林環境と都市環境で 2 時間休憩した場合の変化を比較した.本研究は 2 日間連続で行い,精神作業疲労後に 6 名は初日に森林環境の休憩を,残りの 6 名は都市環境の休憩をとり,翌

日はお互いに反対の休憩法を行うクロスオーバー法にて実施した.

その結果, 主観的評価として VAS を用いて, 疲労の程度, 気分の落ち込みの程度, イライラ感の程度, 活力の程度, 不安感の程度, 緊張の程度, 意欲の程度, 体調の程度, 脱力感の程度, 頭痛・頭重感の程度の各症状の変化を, ① 精神作業負荷前, ② 負荷 90 分後, ③ 負荷 180 分後, ④ 休憩 60 分後, ⑤ 休憩 120 分後の 5 回評価したところ, 上記の疲労関連自覚症状は精神作業負荷により有意に悪化し, 休息により都市環境休憩群, 森林環境休憩群ともに回復がみられたが, 両群間の回復効果を三元配置分散分析により検討したところ, 気分の落ち込み ($p<0.01$), イライラ感 ($p<0.05$), 活力 ($p<0.01$), 不安感 ($p<0.01$), 意欲 ($p<0.05$), 体調 ($p<0.05$) の 6 項目は森林環境休憩群が有意に都市環境休憩群よりも症状の回復が大きいことが明らかになった[5].

さらに, d-ROM (reactive Oxygen metabOliteS) を用いて血液中の酸化ストレスの変化を調べたところ, まず両群とも 3 時間の精神作業負荷に伴い血液中の酸化ストレスが統計学的に有意に増加していることが判明した[5] (図 7.10) ($p<0.01$).

そして, 休息に伴う回復を見てみると, 都市環境休憩群では有意な変化はみられなかったが, 森林環境休憩群では血液中の酸化ストレスが有意に減少しており ($p<0.05$), 森林浴の疲労回復機序の一端が明らかになった (図 7.10). 休息の前後で調べた脳活性化指数 (声の揺らぎのカオス解析) では,

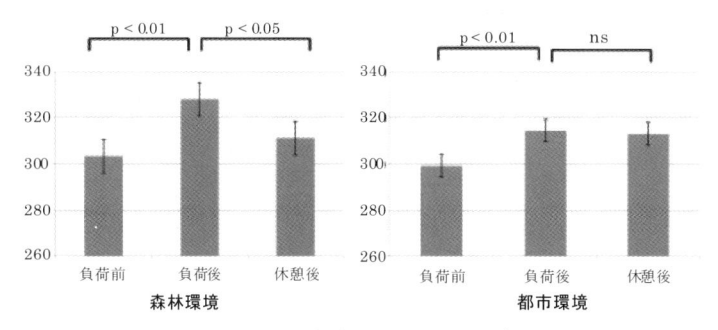

図 7.10 血液中の d-ROM の変

森林環境休憩群は変化がみられなかったが, 都市環境休憩群では脳活性化指

数の増加がみられ（p＜0.01），同じように休息していても脳・神経学的には異なった状態にある可能性も示唆された[5]．馬介在療法の効果を明らかにしてゆくためにも，このような主観的な評価とともに客観的な疲労の指標を組み合わせて用いた科学的な検証を積み重ねることが大切であると思われる．

6．おわりに

本論文の冒頭でも紹介したように，日本国民の約4割が慢性的な疲労を自覚しており，その半数近くの人々が疲労のために日常生活に何らかの支障をきたしており，慢性的な疲労は医療機関においても対処すべき課題であり，21世紀の社会が克服してゆく必要のある重要な課題の1つになってきている．現在，このような慢性的な疲労の治療としては，身体機能の回復とともに，心の癒しが求められており，内科療法，精神神経科療法，理学療法，作業療法，スポーツ療法，音楽療法などが行われているが，最近では自然との触れ合い（自然療法）や園芸を介した心のケア（園芸療法）なども効果をあげている．このような中，動物の癒し効果を利用した治療としてアニマルセラピーも，精神・神経疾患のみならず身体疾患に対しても広く行われており，その臨床的な有効性については数多く報告されるようになってきた．しかし，実際に心身のどこに，どのような効果を与えているのかについて科学的に検証した研究は少なく，その作用機序の解明が望まれている．

われわれは，まず乗馬がどの程度の運動になっているのかを検証したところ，引き馬程度の常歩乗馬でも有酸素運動になっていることを見出した．有酸素運動なら，自分の脚で歩く散歩程度の運動で十分であると思われるかもしれないが，不登校，引きこもり状態にある児童，生徒，成人にとって自分で自宅から出て散歩することは，モチベーションの維持が難しく，実際には多くの方々が運動不足に陥っている．しかし，今回行った臨床研究では参加した14名の被験者のほとんどがすべてのプログラムを休むことなく毎週参加可能であり，自覚的にも気分の落ち込み，イライラ感，不安感，緊張に明らかな改善がみられ，自尊心に関しても向上が望めるという結果であった．このことは，馬が好きな被験者にとっては，乗馬はモチベーションの維持が

比較的容易であることを示唆している．

　また，自分では歩くことの出来ない障害者や高齢者にとっては，常歩乗馬が有酸素運動であることが明らかになったことにより，今後は多くの施設で生活習慣病の予防の1つとして活用されることが期待できる．

　さらに，不登校・引きこもりの検討では，被験者は睡眠中の中途覚醒が極めて増加し交感神経系の緊張が健常者に比較して上昇していたが，乗馬1時間後は交感神経系の緊張も低下して自律神経系機能の改善がみられていた．このことは，アクティグラフによる行動量，睡眠・覚醒リズムの評価において中途覚醒数の変化に結びついていると思われる．

　通常，睡眠は90分の周期がみられており，健常者の6～7時間程度の睡眠においてもアクティグラフにより計測を行うと3～4回の中途覚醒がみられることが知られている．しかし，今回の検討では不登校の子どもたちでは平均値で16回の中途覚醒がみられており，明らかな睡眠の質の低下が確認された．これは，このような子どもたちでは安静にしていても自律神経機能が相対的な交感神経有意な状態に陥っており，このためになかなか寝付けない（不眠）や，睡眠中に何度も目が覚めてしまう（中途覚醒）という症状と関連していると考えられている．実際，今回の臨床研究では乗馬後は自律神経機能の改善とともに，中途覚醒数も平均値で16回から10回に減少しており，活動時間の増加に結びついていた．今回は，アクティグラフによる解析が5名しか行うことができておらず，統計学的な検証はできなかったが，今後是非症例数を追加して明確な結果を得る必要があると考えている．

　最後に，本講演では森林浴の抗疲労効果について紹介したが，われわれが用いている健常者における精神作業負荷疲労においても血液中の酸化ストレスが上昇していることや，森林環境における休息では酸化ストレスが改善することを見出してきており，いくつかの客観的な指標を用いて馬介在療法の効果を科学的に検証することは可能になってきた．

　今後，このような取り組みが多くの施設で行われ，馬介在療法の効果を科学的に検証することにより，日本中の乗馬施設において馬介在療法が取り入れられ，不登校，引きこもりで困っている人々が身近な施設で治療を受ける

ことのできる日が来ることを願ってやまない.

謝　辞

　本研究の馬介在療法にご協力頂いた NPO 法人ホース・フレンズ事務局および服部緑地乗馬センターの皆様，不登校の子供たちを引率頂いた向陽台高校西隆二先生，成人の引きこもりの方々の引率を頂いた NPO 法人京都教育サポートセンター谷　圭祐先生，乗馬の自律神経機能評価についてご指導戴いた池田卓也先生（服部緑地乗馬センタースポーツ医学研究室），酸化ストレスを計測して戴いた野島順三先生（山口大学大学院医学系研究科生体情報検査学）に深謝致します.

文献

1) 倉恒弘彦: 慢性疲労症候群の疫学, 病態, 診断基準, 日本臨床, 65(6) 983-990, 20

2) 倉恒弘彦ほか: 不登校・引きこもりに対する馬介在療法の科学的検証 (平成 16-18 年度報告) 平成 18 年度厚生労働科学研究（子ども過程総合研究事業）報告書, 引きこもりに繋がる小児慢性疲労, 不登校の治療・予防に関する臨床的研究（主任研究者:三池輝久）66-71, 2007 年

3) ポープ. A. W. ほか: 高山巌監訳, 自尊心の発達と認知行動療法, 岩崎学術出版社, 1-8, 1992 年

4) 倉恒弘彦: 精神作業疲労に伴う疲労の評価法の検証　自律神経機能異常を伴い慢性的な疲労を訴える患者に対する客観的な疲労診断法の確立と慢性疲労診断指針の作成　平成 21 年度厚生労働科学研究（こころの健康科学研究事業）総括・分担研究報告書, 16-22, 2010 年 3 月

5) 倉恒弘彦ほか: 精神作業疲労に対する森林浴の疲労回復効果, 日本疲労学会誌, 5(2), 35-41, 2010

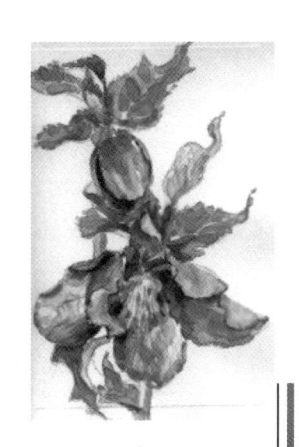

第7回北里大学農医連携
シンポジウムアンケート

荒井文夫・金子清佳・佐々木愛美

北里大学学長室

　公演が終わった後,参加者77名の方からアンケートをいただいた.アンケート内容は,1) 動物と人が共存する健康な社会について,2) 農医連携について,3) 全体評価と問題点,に大別できた.これらの意見をまとめることは吝かでないが,生の意見を感じていただくためにアンケートを直接紹介する.

1.動物と人が共存する健康な社会について

・アニマルセラピーに関する講話はどれも興味深いものだった.ヒポセラピーの注目度が上がってきている事がよく分かった.今後,動物介在療法の

専門家が必要になる事は明らかな気がした．〔20代・女性〕
- 北里大学医療衛生学部の教員ですが，ヒポセラピーについては2年前より研究をすすめており，また世界的背景からも療法の紹介，今後の研究成果が（効果）社会の動向に応じて教育にも取り入れていきたいと考えております．北里大学は，医師，獣医師，理学療法士とチームでの連携に恵まれている環境にありますので，今後北里から成果を発信していければ嬉しく思います．よろしくお願いいたします．本日はありがとうございました．〔40代・記載なし〕
- 畜産，コンパニオンアニマル，農業，人の中で大きな自然のサイクル，環境の中で，もっと様々な教育－療法的アプローチがあると考えます．今後にキタイしよう！〔20代・男性〕
- やはり，農と医（人），両方向から考えるのであれば，人が動物に与える影響や動物に配慮した影響作りについてのお話を聞きたかったかなと思いました．農学を中心に学ぶ一人として？人を中心にした話ばかりで残念でした．林先生の話は，とても興味深く，他の事例をお伺いしたいと思いました．〔20代・女性〕
- 治療効果の具体的な評価の仕方（リーズナブル）を聞きたいです．〔20代・女性〕
- 動物介在教育の話とても興味をもてました．これから，社会の中で実現されたらと思います．〔20代・男性〕
- 大変参考になるシンポジウムでした．もっと多くの方に聞いて頂きたい！と思いました．昨今のペットブームの中で，いろいろな産業が入っていますが，このプログラムにぜひ目を向け広げたいと思うであろう団体をいくつか思い浮かべ，口惜しいくらいです．オンデマンドで観るよう，案内してみようと思います．私自身が地方の公立小学校（教育委と共に）へ出向き，私が自らセラピーアニマルを持ち込みますから（犬とうさぎ）取り入れてみませんか？と申し入れましたが，大変興味あるプログラムだが「時間が取れないから」ということで実現しませんでした．10年程前の事ですから，ちょっと早すぎたかーと．現在は，犬，兎，オウムを育てていますが，

馬も！！と改めて思いました．〔40代・女性〕

2．農医連携について

- これからの地域開発に必須，大学の研究成果に期待，アバンジェントに興味．〔60代・男性〕
- 医療の有益な手法として今後盛んになればと思う．〔40代・男性〕
- 極めて重要と思われるので，さらに推進してほしい．〔60代・男性〕
- 中学校に在学していた時に，虫に全く慣れていない教師や男性子生徒がいたので，やはり生物に対する見解を小さいときから持たせることや，文系の教育者の育成にも生物を用いれば効果的ではないかと思う．〔20代・女性〕
- うつの人にはSSRI，眠れない人にはベンゾジアゼピン系というフローチャート的考えでは解決しきれない状況にきていると思います．その意味では，農医連携，統合教育は必要だと痛感しました．〔20代・男性〕
- 現在は，それぞれが独立して機能するのではなく，連携していく必要があると感じた．〔20代・男性〕
- コンピューターに囲まれた現代社会であるからこそ，農と環境と医療の連携が重要であると考え，さらなる進展を強くのぞみます．〔60代・女性〕

3．全体評価と問題点

- 討論の時間がもう少しあればよいと思った．〔40代・男性〕
- 興味の分野を広げようと思って参加しました．馬の話がとても興味深かったので良かったです．しかし少し話が分からないプログラムがあったのでもう少し聞きやすくしてほしいです．〔10代・女性〕
- 森林療法に対して科学的知見がこのシンポジウムで得られるとは思っていなかったのでとても良かった．もう少し環境に対応する内容が多かったらもっと満足したと思う．〔20代・女性〕
- 休憩を事前に組み込むのが良いと思う．〔記載なし〕
- 議題に統一感があり，聞きやすかった．質問についてですが，簡単にして

もらって数多く答えてもらいたかった．〔20代・男性〕
- 非常に興味深く全プログラムを聞いた．また，質問も多数あり，関心度活発度の高さを感じた．〔60代・男性〕
- 教授いただいた先生方と，学生の受講生の温度差を感じました．〔20代・男性〕
- 1つ1つの講演で質問ができたら良かったと思います．興味や参考になった話が多く，おもしろかったです．〔20代・女性〕
- "レジュメ"もっと詳しく．次回期待します．〔60代・男性〕
- もう少しテーマをFocusしたら良いと思いました．〔30代・男性〕
- 動物を取り扱った場合，全てに動物の生涯の終わり（死）があります．飼育という行為は，最後まで責任を持つことが必要です．この点について全く発言がなかったのは意外でした．〔70代・男性〕
- とても興味のもてる内容であり，勉強になりました．〔30代・男性〕/・スライドも分かりやすく，良かったと思う．〔20代・男性〕/・どうもありがとうございました！！〔20代・男性〕/・全部すばらしいシンポジウムでした．〔60代・女性〕/・とても良かった．テーマ，講演者の選定も良かった．〔60代・男性〕/・初めてシンポジウムに参加したので良い経験ができました．〔20代・女性〕
- 勉強になりました．ありがとうございました．しかし，子どもと馬の学会のようで，療法（dog，ドルフィン等）教育でしたら（障害児や人間教育的）等色々知りたかった．〔20代・男性〕
- 動物介在療法に興味があり，参加しました．障害者乗馬をはじめとする動物介在療法の最新情報，問題点について知ることができ，全体的に良かったと思います．ありがとうございました．気になった点としては，今回のシンポジウムのサブタイトルが「現代社会における食・環境・健康」となっていますが，「食」に関するお話は無かったような気がします．〔20代・女性〕
- その道の専門家である先生方のご講演を聞くことができ，とてもいい経験になりました．どの内容もとても興味深いものでしたが，少し内容が偏っ

ている気がしました．動物が人に与える影響については，よくわかりましたが，治療などで動物がストレスを感じるようなことはないのかな？と疑問に思いました．〔20代・女性〕
- このようなシンポジウムに参加させて頂いたのは初めての経験でしたので，専門家の先生方の素晴らしいご講演を聞くことができ，とても刺激となりました．興味深いお話ばかりでした．〔20代・女性〕
- 学生がもっと参加できる場があると良いと思う．参加するよう促す機会があると参加すると思います．〔20代・女性〕
- 先生方から普段知ることのできない専門的なお話を伺えて大変嬉しかったです．ありがとうございました．〔20代・女性〕
- もう少し討論の時間がほしかったです．内容自体はすごくよかったです．〔20代・女性〕
- 未だ知らない分野で活動をしていることを知り，これから活動してみたいと思いました．〔10代・男性〕
- 私がこれから勉強することは異なる分野ですが，全く知らなかった動物介在教育の話が聞けてよかったです．来てよかった．もっと学生が来ればいいのにと思った．〔10代・女性〕
- 農医連携のプログラムで，動物介在活動・療法分野で実習し，普及に関することなど現状について，いろいろ考えたりしていたことや，教師になりたいと思っていることもあり，取り入れていけたらいいと思っていたので，とても興味深い内容ばかりで聴くことができてよかったです．〔20代・女性〕
- 総合討論の時間が短く，十分な質疑ができなかった．公演数をへらして，総合討論を充実したら良いと思う．〔20代・男性〕
- 質問時間短く，聞くことができなかったため，もう少し時間をとってほしかった．〔20代・男性〕

最後にこの場を借りて，小雨の降る中会場へ足をお運びいただいた参加者の方々，総合討論に熱心に参加され，アンケートのご記入をご快諾下さった

参加者の方々に厚く御礼申し上げる．また，問題としてご指摘いただいた,総合討論の時間などについては，第8回北里大学農医連携シンポジウムに活かすべく鋭意努力いたします．

北里大学ホームページ: 第7回農医連携シンポジウム
(http://wstv2.kitasato-u.ac.jp/mediasite/Catalog/pages/catalog.aspx?catalogId=110d1397-6985-4009-9214-e61891af3e9c)

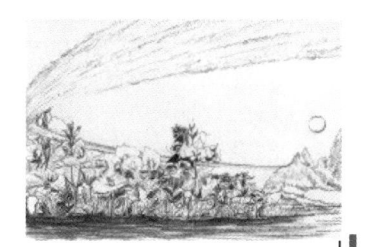

The Proceedings of

The Seventh Agromedicine Symposium in Kitasato University

Health and the Coexistence of Humans with Animals

Welcome Address
　　　　　　　　　　　　　　　　　　　　　　Tadayoshi Shiba　119
The Spirituality of Humans and Animals
　　　　　　　　　　　　　　　　　　　　　　　　Katsu Minami　121
The Desirable Relationship between Humans and Animals
　　　　　　　　　　　　　　　　　　　　　Yoshihiro Hayashi　129
Animal-assisted Education From Humane Education
to Animal-assisted Education
　　　　　　　　　　　　　　　　　　　　　　Miyoko Matoba　134
The Role of Animals in Children's Learning
　　　　　　　　　　　　　　　　　　　　　　　Miki Kakinuma　142

The Future of Animal Welfare, and Animal-Assisted Education
and Therapy
                                            Seiichi Higuchi   147
The Benefits of Hippotherapy
                                            Hirokazu Tsubone   156
Scientific Effects of Hippotherapy: A Physician's Perspective
                                            Hirohiko Kuratsune 163

Welcome Address

Tadayoshi Shiba
President, Kitasato University

Allow me to make a few remarks as representative of the organizer in relation to Kitasato University's 7th Agromedicine Symposium.

The prospectus of the Japanese Society for Animal-Assisted Education and Therapy starts with the following words from the 19th century French historian, Jules Michelet: "Life is lighted and kindled by life, and extinguished by isolation. The more it mingles with lives different from itself, the more it empathizes with other existences, and the stronger, happier, and more fecund is its own existence." Just as people need each other to lead truly fulfilling lives, they can also gain even more emotional fulfillment through their relationships with other animals.

In 1999, the World Health Organization proposed amending its definition of health to "a dynamic state of complete physical, mental, spiritual and social well-being and not merely the absence of disease or infirmity." In the end the amendment, which added the words "dynamic" and "spiritual", was not adopted, but as society becomes ever more complex, the spiritual aspect of health is sure to gain in importance.

In Japan too, animal-assisted education, activities, and therapy have for some time been used in the research of spiritual aspects of health. As a result, these methods are now beginning to win recognition for the major role that they can play in promoting human health, complementing medical treatment, enabling elderly and disabled people to lead normal lives, and ensuring the healthy physical and emotional development of children.

However, many aspects in Japan, including animal assistance methods based on a firm understanding of the traits and behavior of the animals concerned, public hygiene assessment, and code of ethics are still not at a level sufficient to drive the development of animal assisted education, activities, and therapy.

If the 20th century is regarded as the century of technological advance, the 21st century will perhaps be regarded as the century of technology-driven ecological advance and an age that saw the integration of technology and ecology. It may also well become an age in which people seek to leverage the physical sciences to achieve spiritual enrichment and fulfillment.

It is from this perspective that we chose the theme of "Health and the Coexistence of Humans with Animals" for this year's symposium in the hope that it contributes to the advance of agromedicine. I would like express my heartfelt gratitude to everyone who has agreed to present papers at this symposium, which will I hope serve as a forum for practical and meaningful discussion that leads to new ideas and suggestions with respect to the theme of human health and coexistence between animals and humans.

The Spirituality of Humans and Animals

Katsu Minami
Professor, Kitasato University

What is spirituality? [1, 2]

In the preamble of its Constitution, the World Health Organization (WHO) defines health as "a state of complete physical, mental and social well-being and not merely the absence of disease or infirmity".

Later WHO's 1998 Executive Board discussed an amendment that added the words "dynamic" and "spiritual" to define health as "a dynamic state of complete physical, mental, spiritual and social well-being and not merely the absence of disease or infirmity", but in the end this amendment was not adopted.

Before discussing the above amendment to its definition of health, WHO had already debated the issue of spirituality with respect to palliative care, which it defines as "the active total care of patients whose disease is not responsive to curative treatment. Control of pain, of other symptoms, and of psychological, social and spiritual problems is paramount." In short, WHO also clearly recognizes the importance of addressing spiritual problems.

WHO describes spirituality as: "those aspects of human life relating to experiences that transcend sensory phenomena. It is not the same as 'religious,' though for many people the spiritual dimension of their lives includes a religious component. The spiritual aspect of human life may be viewed as an integrating component, holding together the physical, psychological and social components. It is often perceived as being concerned with meaning and purpose and, for those nearing the end of life, this is commonly associated with a need for forgiveness, reconciliation and affirmation of worth." In the 2008 edition of its *Guidebook to Cancer Palliative Care*, the Japan Medical Association explains spirituality in terms of "questioning the meaning and value of life."

The mass media overemphasize the mystical and paranormal aspects of spirituality, giving the word "spiritual" an image that obscures its real meaning, which has more to do with transcending oneself to grasp the meaning and purpose of life, to live in awe of nature and appreciate the continuity of life. The word also embraces many other elements and nuances related to individual belief, culture, religion and so forth, and could be applied to such diverse acts as paying respects at a grave, coexisting with animals, appreciating the beauty of flowers, making offerings to the dead, and saying a simple grace at the dinner table.

Is a common definition possible? [3-6]

Harold G. Koenig, a scholar who has applied a rigorously scientific approach to studying the influence of spirituality on health, is the author of a book titled *Medicine, Religion, and Health: Where Science and Spirituality Meet* that has been translated into Japanese by Yoshihiko Sugioka of Asahikawa Medical College. This book provides an overview of the scientific research carried out to date in this field in language that makes it accessible also to a general readership.

Koenig provides two definitions of the word "spirituality"—one for the purpose of studying the relationship between spirituality and health, and one for applying research findings to the actual care of patients. In addition to his own definitions, Koenig introduces the definitions of a number of renowned scholars in this field, and they show a great diversity.

Definitions of spirituality contain a great many concepts related to meaning, purpose, contentment, salvation, bonds with others, beliefs and values, feelings of wonder, awe, love, forgiveness and gratitude, support and other wholesome, affirmative terminology. Spirituality is in effect a word that can be defined in any way according to the purpose of the person defining it. This kind of scope is very useful for clinical purposes, but can be very confusing from the research perspective.

Judging from the present situation, the chances that we will be able to agree on a common definition for spirituality in the near future look very slim, but loose usage of the word is problematic from the perspective of research methodology. Research on health that includes spirituality requires a new clarity and specificity if it is to further our knowledge. In this respect, when we talk about the coexistence between animals and humans that is the subject of this symposium, we should probably use already established psychological terms such as humanitarian, educational, and educational psychology.

It was against this backcloth that the **Japan Society of Spiritual Care** was established in 2007. Its prospectus includes the following words: "Based on the premise that all people possess spirituality, this Society believes that the practice of spiritual care in a way that transcends the boundaries between medicine, religion, welfare, education, industry and other spheres is a process that probes the meaning of the depths of spirituality. The Society aims to contribute to the resolution of the many problems faced by present-day society through elucidating the theoretical and practical issues of spirituality." This symposium could be viewed as coming under this agenda.

The relationship between healthcare and animals [7-13]

The study of the relationship between animals and man had until quite recently been largely the territory of cultural anthropology, but scholars in other disciplines such as ecological anthropology, ethnobiology, zoology, animal husbandry, and veterinary science also moved into the field, and because they came with different interests and methodologies, gaining a comprehensive picture of research findings was becoming increasingly difficult. Then, in 1995, at the instigation of Professor Yoshihiro Hayashi of the University of Tokyo, the **Society for the Study of Human Animal Relations** (HARs) was established to bring together not only researchers in this area scattered over a range of sciences and humanities, but also zoo personnel and people involved in animal welfare and other relevant areas. Some of the output of HARs' efforts have recently been compiled into a series titled *Hito to Dobutsu no Kankeigaku* ("The Study of Human Animal Relations") published by Iwanami Shoten.

In 2004, the **Society of Biosophia Studies** was established in recognition of the close connections between human animal relations and the ethnic groups and cultures to which we belong. As the "bio" prefix suggests, the focus of this society encompasses not only animals, but also plants and microorganisms, and even the mythical creatures that populate our imaginations and other themes related to our spirituality.

In Japan too, animal-assisted education, activities, and therapy have for some time been used in the research of spiritual aspects of health. As a result, these methods are now beginning to win recognition for the major role that they can play in promoting human health, complementing medical treatment, enabling elderly and disabled people to lead normal lives, and ensuring the healthy physical and emotional development of children, and this led to the establishment in 2008 of the **Japanese Society for Animal-Assisted Education and Therapy.**

However, many aspects in Japan, including animal assistance methods based on a firm understanding of the traits and behavior of the animals concerned, public hygiene assessment, and code of ethics are still not at a level sufficient to drive the development of animal assisted education, activities, and therapy. This symposium will hopefully become a forum also for pondering the spirituality discussed above from the perspective of human animal relation studies.

Agromedicine for creating a healthy society of coexistence between animals and humans [14, 15]

Who should lead the inquiry in the areas of overlap between agriculture, medicine and environment at local, international, and interdisciplinary levels and consider the form that it should take moving forward?

The answer is, of course, people with sufficiently broad knowledge, but such people are unfortunately becoming rarer and rarer as the number of people with detailed knowledge in a single narrow area become more and more common. And this trend is becoming even more marked with the advance of computerization. While people capable of interpreting knowledge across many different disciplines are on the decline, those capable of analyzing and utilizing only narrow bands of knowledge are increasingly acting as if they own the place. A great many specialists also appear to be immersing themselves only in their area of specialization to intentionally avoid taking responsibility for their field. Environmental agromedicine is indeed a very challenging field in which to don the mantle of an intellectual, and so how should the challenge be addressed?

Four years have gone by since we at Kitasato University proposed the integration of agriculture, environment, and medicine as an antidote to the increasing compartmentalization of knowledge. The progress and output of those four years is detailed in the Agromedicine section of Kitasato University's website and in the *Kitasato Daigaku Noi Renkei Gakujutsu Sosho* ("Kitasato University Agromedicine Series") Nos. 1–7 (pub. Yokendo). English summaries of Nos. 1-6 are published in No.7.

To contribute to inquiry into the form that agromedicine should take, we have to date held the following symposiums:

1st: Agriculture, Environment and Healthcare (in Japanese)
2nd: Alternative Medicine and Alternative Agriculture (in Japanese)
3rd: A Look at Avian Influenza from the Perspective of Agriculture, Environment, and Medicine (in Japanese)
4th: Effect of Cadmium and Arsenic on Agriculture, the Environment, and Health (in Japanese)
5th: Global Warming: Assessing the Impacts on Agriculture, the Environment, and Human Health, and Techniques for Responding and Adapting (in Japanese)
6th: Food Safety and Preventive Medicine (in Japanese)
7th: Agriculture-Environment-Medicine (in English)

The title of this 7th symposium that will be published in No.8 on Kitasato University Agromedicine series is "Health and the Coexistence of Humans with Animals", but we are of course aware that further investigation of this subject also requires consideration of the following areas: human–animal bonds, the effects of animals on humans and humans on animals, the sublation of human–animal bonds, wildlife protection and management, companion animal studies, animal behavior, biotherapy, biodiversity science, applied animal science, industrial veterinary science, animal assisted activities, zoonoses, the history of humans and animals, wildlife classification preservation management, wildlife medicine, wildlife pests and agriculture, coexistence with wildlife, wildlife conservation science, nature conservation planning, wildlife and environment, endangered species, wildlife rehabilitation, zoonosis prevention, coexistence of humans with companion animals, increase in human and animal transport (zoonoses, food and drug safety, environment and wildlife), etc.

A symposium titled "Health and the Coexistence of Humans with Animals" must also not neglect the matter of spirituality behind many of the areas listed above. If this symposium concerns itself even if only in a small way with spirituality, I will as its planner be delighted.

References

1. Ministry of Health, Labour and Welfare press release on draft amendment of the definition of health in WHO's constitution: http://www1.mhlw.go.jp/houdou/1103/h0319-1_6.html
2. Japanese translation of *Cancer Pain Relief and Palliative Care: Report of a WHO Expert Committee*, World Health Organization translated by Fumikazu Takeda, pub. Kanehara (1993)
3. Sugioka, Y. *Igaku Kyoiku no Naka de Spirituality ni Kansuru Kogi ga Hitsuyo ka* ("Are Classes on Spirituality a Necessary Part of Medical Education?") Asahikawa Medical College Bulletin, General Education, No. 25 pp.23–42 (2009)
4. Japanese translation of Koenig, H. G., *Medicine, Religion, and Health: Where Science and Spirituality Meet*, translated by Yoshihiko Sugioka, pub. Igaku Shoin (2009)
5. Sakuma, T. *Nihon Spiritual Care Gakkai Hossoku no Haikei* ("Behind the Birth of the Japan Society of Spiritual Care") Takata-gun Ishikai Bulletin No. 70 pp.1643–1646 (2009)
6. Japan Society of Spiritual Care website: http://www.spiritual-care.jp/
7. Okuno, T., Akishinomiya, F. (ed) *Dobutsukan to Hyosho: Hito to Dobutsu no Kankeigaku* ("Human Animal Relations: Perception and Representation of Animals") Vol. 1 pub. Iwanami Bunko (2009)
8. Akishinomiya, F., Hayashi, Y. (ed) *Kachiku no Bunka: Hito to Dobutsu no Kankeigaku* ("Human Animal Relations: Domestic

Animal Culure") Vol. 2 pub. Iwanami Bunko (2009)

9. Mori, H., Okuno T. (ed) *Pets to Shakai: Hito to Dobutsu no Kankeigaku* ("Human Animal Relations: Pets and Society") Vol. 3 pub. Iwanami Bunko (2009)

10. Ikeya, K., Hayashi, Y. (ed) *Yasei to Kankyo: Hito to Dobutsu no Kankeigaku* ("Human Animal Relations: Wildlife and Environment") Vol. 4 pub. Iwanami Bunko (2009)

11. Society for the Study of Human Animal Relations website: http://www.hars.gr.jp/

12. Society of Biosophia Studies website: http://www.net-sbs.org/

13. Japanese Society for Animal-Assisted Education and Therapy website: http://www.jsaet.org/

14. Kitasato University Agromedicine website: http://www.kitasato-u.ac.jp/daigaku/noui/

15. Kitasato University *Agromedicine* (journal) Vol. 1–7 pub. Yokendo (2006–2009)

The Desirable Relationship between Humans and Animals

Yoshihiro Hayashi
*Professor, Graduate School of Agricultural and Life Sciences,
University of Tokyo*

In recent years, cases of wildlife showing up in inhabited areas have grown rapidly, with over 4,000 bears, for example, being shot 3 years ago. Elephants too, the largest terrestrials animals in the world, are being killed worldwide despite their rapidly declining numbers. However, Professor Raman Sukumar, winner of the 2006 International Cosmos Prize, says that although about 250 people are killed by elephants each year in India, only 1–2 elephants are killed for taking human lives. Meanwhile in Germany, it has been estimated that living with animals saves over 700 billion yen annually in medical expenses. Such is the complexity of the current relationship between humans and animals that I want to consider the form that this relationship should take in the 21st century.

Animals include not only wild animals, but also domestic livestock, poultry, and other animals that live with people. Although poor, farming and fishing villages of Japan showed themselves to be capable of raising children soundly in communities that were rich in nature and culture. No more than 1,000 households now engage in sericulture, but at its peak, as many as 1.2 million households raised silkworms, and the children of such households knew what kind of creatures silkworms were as a matter of course. Though it was only for a limited period after WWII, over a million farmers also raised 1 or 2 goats and sheep on the side, but they too have almost disappeared, and the Japan Sheep Association was subsumed into the Japan Livestock Technology Association. To most children in Japan now, sheep and goats are animals to be found exhibited in zoos rather than encountered in rural communities.

In addition to livestock and poultry, a great many wild species have disappeared or are on the brink of extinction. A prime example is the *medaka* (Japanese killifish, *Oryzias latipes*), which used to have 5,000 local names. The *medaka* that now graces the pages of Japanese 5th grade textbooks is in fact a variant known as *himedaka* (and Japanese children as a result believe that *medaka* have red bellies).

Japan's new National Biodiversity Strategy states that biodiversity in Japan faces 3 different threats. The first is species decline and extinction caused by overexploitation of habitat by human beings, the Japanese crested ibis (*Nipponia nippon*) being a prime example. The second is the opposite of the first, namely, decreasing biodiversity caused by a decline in human activity, with the abandonment of farmland and exploited woodlands around rural communities in Japan being a prime example. The third is the impact of introduced species and chemicals, with raccoons and black bass being prime examples of introduced species that are threatening native Japanese species.

Fifteen years have gone by since the Society for the Study of Human Animal Relations was established in 1995, but I do not think that human animal relations studies can yet be regarded as an established independent discipline. Professor Akio Ebihara of the University of Tokyo's Faculty of Law has said that he makes a point of referring to comparative legal history as an independent discipline rather than as simply an interdisciplinary project, but I am unable to bring the same conviction to bear where human animal relations studies are concerned.

Of course we members of the Society for the Study of Human Animal Relations have done our utmost, as has the Society of Comparative Legal History, to avoid being stuck with the label of "interdisciplinary", which may sound good, but is, in the final analysis, simply a jumble of different disciplines. We also have the capabilities and broadness of mind to conduct debate in a way that transcends personal research themes and methods. But I still cannot bring myself to regard human animal relations studies as a discipline in the same sense that Hitoshi Aoki uses the words "comparative legal culture theory" in the preface to his book, *Animals and Comparative Legal Culture* (Yuhikaku).

When I pondered my reasons, I reached the very obvious conclusion that my diffidence was prompted by the fact that human animal relations studies are still dominated more by emotion than by reason. Definitions of "academic discipline" tend to differ according to the definer, but most scholars would agree that the search for universal principles is a fundamental mission of learning. As Minoru Takeuchi has said, "Reason is something that could only be reason," but in terms of universality, reason is much closer to "rule" than emotion is. Whether you put the emphasis on rule or reason, it is these two that that make debate feasible in the world of learning.

However, introducing emotion into any academic debate can lead to trouble. When we, the members of the Society for the Study of Human Animal Relations, debate issues that transcend personal research themes and methodologies, we have always put priority on broadmindedness rather than ability. We established the Society as a forum for testing the extent to which we were capable of conducting rational discussion and suppressing any negative emotions sparked by the comments of others, and we have by and large succeeded in that aim.

This success in fact came as a surprise to us founders of the Society. We witnessed a great many heated disputes regarding whether to permit the keeping of pets in condominiums (and such disputes will no doubt continue), and as far as our experience goes, they were little more than clashes of conflicting emotions rather than rational discussions. In such circumstances, it was difficult to tell how many people there were who possessed sufficient broadmindedness to listen to the views of others and discuss matters calmly, but all such apprehension was soon dispelled by maturity of the debates we have conducted now for 15 years. It was an awareness of the existence of diverse relationships and the sincerity with which members sought to discuss issues based on this awareness that made the whole exercise possible. This is perhaps a reflection of the increasing number of people who put value on individual and regional differences, on diversity, as opposed to the rigid narrow-mindedness particularly of hard-nosed science types of the previous century who regarded the search for universals as the only worthy pursuit of learning. An event that symbolized this shift was the changing of the Japanese name of the Act on Welfare and Management of Animals by replacing the word for "protection" with a word that could perhaps be translated as "loving protection".

This was just a change of one word, but "loving protection" is not yet an accepted word in the world of biology, and makes the name of the law unacceptable from the hard science perspective mentioned above. There is in fact no easy English translation for the word, and that in itself is enough to make it unpalatable to scientific sticklers who rigorously differentiate between use of the Japanese words for "protection" and "conservation". Hard-nosed 20th century eggheads can hardly disguise their contempt for a word like "loving protection" that expresses a relationship (such as that between people and their pets) in which subjective and objective elements resonate with each other. Such people are unable to comprehend the meaning of the words "animals, which are living beings" that appear repeatedly in Chapter 1 of the Act on Welfare and Management of Animals. The fact that animals are living beings is a given in biology, and so scientists are likely to regard a law that repeats the obvious umpteen times as ridiculous, without attempting to think about the real meaning of those words.

However, most people try to interpret the 1st chapter of the Act with a more open mind. Article 2 (Fundamental Principle) of the 1973 Act on Welfare and Management of Animals reads "No person shall kill, injure, or inflict cruelty on animals without due cause, and every person shall treat animals properly by taking into account their natural habits and giving consideration to the symbiosis between humans and animals." However, a look at the events of the ensuing 20-odd years leaves plenty of room for doubt as to whether these noble words had been translated into action, and I get the impression that it was such doubts that prompted the attachment of the words "In light of the fact that animals are living beings" to the front of Article 2.

As ethnologist Tokuji Chiba has said, the Japanese have tended to respect animals but keep them at arm's length. This is one of the forms that the relationship between humans and animals can take, and one that was no doubt shaped by a culture that as a rule determined that people live in tight little communities, with the forested mountains regarded as the domain of wildlife. But now that such segregation of habitat is no longer feasible, there is a need to express the sentiment of the Japanese in a reasoned form, and to create rules based on that reasoning.

This process would assure the kind of relationship between humans and animals that we should strive for in the 21st century.

Animal-assisted Education
From Humane Education to Animal-assisted Education

Miyoko Matoba
Vice President, the Society for the Study
of Human-Animal Relations

Introduction

The relationship between children and pets began to be studied from around 1980, with researchers reporting that raising animals has a positive impact on the development of children, and that interacting with pets in particular not only provides aesthetic enrichment, but also has a positive impact on the social, emotional, and cognitive development of children.

Researchers found, for example, that children who raise pets show a greater capacity for empathy[1,2], and that pets can, as objects of love, play a socializing role for children showing delinquent behavior or suffering emotional disorders[3]. Children who raise pets are also reported to display more highly developed nonverbal communication skills[4], and in households in which parents give children responsibility for caring for pets according to their age, performing such duties helps give children confidence in their abilities[5]. In terms of interdependence, caring for pets brings more benefits to children than caring for other animals, offering as it does opportunities for children to learn about relationships with others, and about the importance of providing social support and of considering the needs of other people and animals[4].

Where research on the practice of humane education is concerned, children who have participated in a humane education program titled "People and Animals" that uses animals as learning materials in all subjects were reported to show an enhancement of humane attitudes and empathy both immediately after the program and also 1 and 2 years later[6], and children's self-esteem scores increased significantly over a 9-month period of keeping pets in their school classroom[7].

In Japan too in recent years, humane education has come to be incorporated into school education. In an initiative conducted by Matoba, children observed a dog scientifically and learned by experience how to interact with dogs[8]. Takashiba et al. are also using dogs to assist in the teaching of language and math in an animal-assisted education program[9].

Humane Education

In the West, humane education has been incorporated into general education since the 1900s, based on the idea that weaning people from an anthropocentric attitude and cultivating an ethic that advocates reverence and empathy for all life is even more important than teaching the 3Rs of education (reading, writing and arithmetic).

Humane education programs aim to cultivate affection for animals and respect for all life including one's own, and involve the use in education of animals that are familiar to and liked by most children. Most such programs are offered by humane organizations such as the American Society for the Prevention of Cruelty to Animals (ASPCA) and Humane Society of the United States.

Also, a survey by the author found that 25 states in the United States include wording in their education codes that require teachers to cultivate among their pupils attitudes of kindness toward domestic pets and the humane treatment of living creatures. Such codes serve as a foundation that almost certainly contributes to the development of animal-assisted therapy, activities and education in the West.

(Reference)

§ 44806. Duty concerning instruction of pupils concerning morals, manners, and citizenship Each teacher shall endeavor to impress upon the minds of the pupils the principles of morality, truth, justice, patriotism, and a true comprehension of the rights, duties, and dignity of American citizenship, and the meaning of equality and human dignity, including the promotion of harmonious relations, kindness toward domestic pets and the humane treatment of living creatures, to teach them to avoid idleness, profanity, and falsehood, and to instruct then in manners and morals and the principles of a free government. (from California's education code of 2000)

Use of animals in education in Japan

Based on traditional animistic beliefs that everything is imbued with life, and a Buddhist abomination for the taking of life, the Japanese people have long regarded coexistence with animals as an aspect of their spiritual belief system. In addition to playground equipment, Japan's elementary schools from over a century ago included areas given over to ponds, trees, flower beds, and enclosures for keeping goats, rabbits, ducks, chickens, carp, goldfish and other animals. Such facilities were intended to serve not only as elements of the school environment, but also as resources for familiarizing schoolchildren with nature and for use in nature education.

Such school gardens have declined in number, but the 1989 revision of the Japanese government's educational guidelines introduced socio-environmental studies into the curriculum, and elementary schools began to raise animals with the aim of fostering interest in nature through familiar animals and plants, and nurturing consideration for nature in everyday life and play. As a new initiative, some schools have also launched animal-assisted activities in which animals are brought in to schools to enable pupils to interact with them and learn how to take proper care of them.

Defining animal-assisted education

Animal-assisted therapy, which is an even more specialized application of interaction with animals, is the use of animals by a qualified specialist as part of rehabilitation, pain control, psychotherapy and other medical treatment regimens, and involves the drawing up of a treatment plan, introduction of animals during the plan's implementation, recording of the process and evaluation of results. Animal-assisted education could be seen as the same principle applied to education rather than therapy, with children rather than patients as the target. In other words, qualified educators set educational or learning targets, prepare lesson plans, introduce animals into the learning process, and evaluate the results.

Animal-assisted education accordingly differs in both its nature and purpose from other already established animal-related activities of Japan's educational system (e.g. caring for school animals; day trips to zoos, farms and similar; humane education talks by outside experts; classes on interacting with dogs).

Animal-assisted education initiatives

If, for example, the animal being used is a dog, a teacher would first identify existing issues in the learning process or everyday attitudes, and then work with the qualified specialist to draft a program (with learning targets, lesson plans, and assessment) that makes effective use of aspects of dog behavior in addressing those issues. Then the locations and times that the dog will be used are fixed, and the specific dog and handler chosen. The dog may be used in any number of different classes. For example, for a music class, the timing with which the dog barks could be controlled to help in the study of a song or rhythm. For math, the position of the dog could represent the time of day on a clock to help children read time on a clock. And in a reading lesson, the dog could serve as a listener for practice in reading out loud. If the children pay attention and study diligently, they could be rewarded with a play session with the dog as a way of boosting their motivation to learn.

When implementing animal-assisted education, time must be set aside at the start to create rules for conduct of subsequent classes with the dog, but these rules are not dictated to the children up front by saying "Dogs don't like this or that, so don't do this or that." The children in a class are told to all start running around at once, or suddenly become totally quiet, or start all shouting at once, and to observe the dog's reaction. By doing so, the children will be able to observe with their own eyes how the dog behaves, and decide for themselves how they should behave during classes with the dog present. Rules are accordingly derived from the children's own observations, with the children themselves deciding that they shouldn't run, because if they do, the dog will want to give chase, and that they should keep quiet because the dog is frightened by sudden loud sounds, and so forth. Children are far more ready to go along with rules that they decide themselves. It has been reported that children with attention deficit hyperactivity disorder (ADHD), an increasingly common disorder, came to observe various rules in class in the presence of a dog[9].

The presence of a dog creates an environment that differs from that of the everyday classroom environment, and this in itself may well boost the attention and concentration of children and galvanize the class as a whole. But dogs also possess special talents for interaction and entertainment that can bring countless knock-on benefits to the classroom and children, including the learning of nonverbal communication and nurturing of consideration for others.

Animal-assisted education: current status and issues

In the present age, particularly children living in cities have few opportunities to play in natural surroundings, collect insects, keep pets, or grow plants, and the same can be said for their teachers too. The results of a National Institute for Educational Policy Research (NIER)-funded research project on nurturing respect for life in elementary and secondary education through biological experimentation and observation and caring for animals showed that over 40% of schools do not include the collection of insects in their curricula, and that schools teaching children how to prepare entomological specimens were almost non-existent. Many teachers have no experience whatsoever of keeping insects or small animals until they actually become teachers.

Young teachers who have tried animal-assisted education all say, "I wish that I'd had such classes when I was in elementary school." The benefits are evident to all who experience such education, but few schools seek out such opportunities. Teachers who have never raised a dog themselves need to develop an appreciation of the kind of animals dogs are before using one in their own classes, and this represents a major hurdle. Most teachers are already too busy even to devote time to gathering information on the introduction of new educational methods.

Given this situation, I would like to see animal-assisted therapy, activities, and education incorporated into the curricula of general studies, faculties of education, and teacher training courses of Japanese universities in the same way that credit courses in this field are already offered in Western universities and affiliated organizations. Learning about animal-assisted therapy, activities, and education in college and participating in such activities as volunteers would provide students with valuable character building experience, and also contribute to society. And more than anything else, I think that the compassion for animals and volunteer spirit nurtured through animal-assisted education would serve as a major foundation for the development of this field.

References

1. Bryant, B. K. *The Neighbourhood Walk. A Study of Sources of Support in Middle Childhood from the Child's Perspective* Monographs of the Society for Research in Child Development. 50 (serial no.210). 1985
2. Poresky, R.H. *The Young Children's Empathy Measure: Reliability, Validity and Effects of Companion Animal Bonding* Psychological Reports. 66 1990, pp.931-936
3. Robin. M.. & ten Bensel, R. W., Quingly, J. S & Anderson, R. K: *Pets and the Socialization of Children* in Pets and The Family ed. M. B. Sussman, Haworth Press, New York 1983, pp.63-78
4. Guttmann, G. Predovic, M. Zemanek, M. *The Influence of Pet Ownership on Non-Verbal Communication and Social Competence in Children.* Proceedings of the International Symposium on the Human–Pet Relationship. IEMT, Vienna 1985, pp.58-63
5. Haggerty Davis, J., Gerace, L., & Summers, J: *Pet-Care Management in Child-Rearing Families* Anthrozoös 1989;2(3) pp.189-193.
6. Ascione, F. R: *Children's Attitudes about the Humane Treatment of Animals and Empathy: One-Year Follow Up of a School-Based Intervention* Anthrozoös 1996 vol.IX, no.4
7. Bergesen, F. J.: *The Effects of Pet Facilitated Therapy on the Self-Esteem and Socialization Of Primary School Children* Paper

presented at the 5th International Conference on the Relationship between Human and Animals, Monaco 1989.
8. Matoba, M., Coultis, D. Fostering Cooperation Between the United States and Japan: Japanese Elementary School Program Teachers Reverence for All Life. The Latham Letter, 4: pp.2-15, 2004.

Matoba, M. *Humane Education Program no Ritsuan to Jissen* ("Planning and Implementing a Humane Education Program") Kyoiku Shinsekai 53. 2005 pp.24-31
9. Takashiba, M., Matoba, M., Nishimura, M., Nakayama, Y. *Dobutsu Kaizai Kyoiku: Dobutsu Kaizai wo Tooshita Nozomashii Gakkyu Zukuri to Kyoka Gakushu Made* ("Animal-Assisted Education: Using Animals to Shape Class Behavior and Assist in Learning") Proceedings of The World Education Fellowship Japan Section International Education Forum 2007 pp.16-17

The Role of Animals in Children's Learning

Miki Kakinuma

Professor, School of Veterinary Medicine Nippon Veterinary and Life Science University

Introduction

In a public opinion survey on animal welfare, 40% of respondents chose "Emotional enrichment for growing children" as a good reason for keeping pets, and 20% of those actually keeping pets chose "My children's emotional education" as their reason (Public Relations Office, Government of Japan). In an opinion survey on the keeping of animals in nursery schools, many teachers reported that the presence of animals enhanced play and children's other activities, and broadened their interpersonal relationships (Takahashi et al.). What exactly is the basis for the idea that keeping animals is good for children?

Most of the knowledge regarding the importance of animals is probably based on one's own experiences and observations of children. An analysis of the speech of nursery school infants in relation to rabbits showed that the infants gain in desirable traits such as empathy and care-giving (Hamano and Sekine). Rabbits have also been shown to serve as emotional support (Fujisaki, Kakinuma and Izumo)

Despite such reports on the benefits of animals, keeping animals in nursery schools is not necessarily easy. Ongoing survey on the animals kept by over 50 public nursery schools since 1993 revealed that the number of facilities keeping birds and rabbits has declined dramatically (Sakurai and Kakinuma, unpublished data) (Figure 1). Despite reports of the benefits of contact with animals to child development and the positive effects of rabbits on nurturing empathy and emotions, why is the keeping of rabbits declining?

This presentation will look at the connection between animals and child development, and consider the form that animal–child relations should take moving forward.

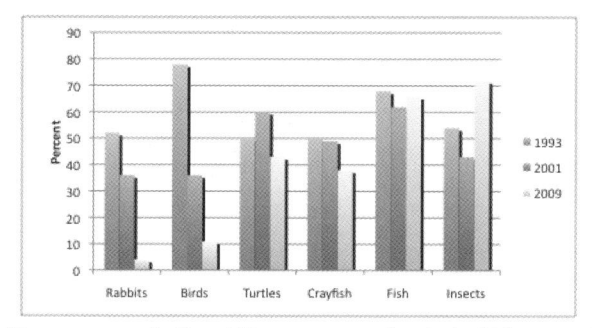

Figure 1: Percentage of all public nursery schools in Edogawa-ku, Tokyo that keep animals

First encounters with animals

It has been reported that the way children relate to animals and the value they place on them differs with age. I will take a simple look here at the relationship between animals and preschool infants.

According to Amano and Kondo (NTT Communication Science Laboratories), the first word most frequently uttered by infants is *manma* ("food"), followed by *oppai* ("milk"), *inai inai baa* ("peekaboo"), *mama* ("mommy"), *hai* ("yes"), and then *wan wan* ("doggie") in 6th place, *papa* ("dad") in 8th, and *nyan nyan* ("pussy cat") in 14th. The dogs and cats are frequently neighborhood cats and dogs, or toys or characters in picture books rather than pets belonging to the household of the children concerned, but they nevertheless rank highly alongside food-related words. This accords with E.O. Wilson's biophilia hypothesis, and suggests that animals occupy an important position in the world view of children, so much so that they selectively pick up information on animals from their surrounding environment. Even children who have never come into contact with a real dog or cat respond to *wan wan* and *nyan nyan*.

Relationship with animals in infancy

A nursery school survey has shown that infants aged 3–4 have a particularly keen interest in insects, but when they reach the age of 5, their interest in rabbits and turtles grows. Infants of 3–4 years say hello to insects, while 5 year-olds don't, but children of 4–5 do talk about the features of different insects. In short, the way children relate to insects changes with age (Takahashi et al.). Hamano and Sekine have reported that in nursery schools that keep rabbits, 3–4 year-olds expressed largely positive feelings about rabbits, but some 5 year-olds who were responsible for caring for the rabbits also harbored negative feelings. It would thus appear that children's focus of interest broadens with age and experience, and that they become able to view animals from multiple perspectives.

Conclusion

Developmental psychologist Gail Melson writes that for children, familiar animals include not only pets, but also picture book characters, teddy bears and other stuffed animals, toys, imaginary friends, and even alter egos. Melson showed that animals are an intimate part of the everyday lives of children in many different ways, figuring largely in their minds and populating, for example, their dreams and maps of the neighborhood that they draw.

If, as shown by Melson's findings and data on the first words of babies, animals constitute a vital part of the lives of children, then nursery schools would be ideal places for enabling children to interact with animals, but issues such as allergies and caring for animals over weekends and holidays appear to be impeding the keeping of mammals and birds, and keeping insects as a substitute appears to be growing in popularity.

The ideal environment for children would of course be one in which they could interact with fish, mammals, and other animals as well as insects. Ideally children should be allowed to interact with healthy animals in ways that accord with their stage of development, under guidance from experienced nursery school staff or animal specialists. I would like to see nursery schools offering a diversity of opportunities for interaction with animals, including picture book and imaginary creatures, and local wildlife.

References

1. Amano, S., Kondo, T. *Judanteki Rokuon ni Motozuku NTT Nyuyoji Onsei Database no Kouchiku* ("Building a Database of NTT Infant Speech Based on Perpendicular Recording") Japanese Psychological Association 72nd Annual Meeting Abstract, 2008
2. Fujisaki, A. *Youji ni Okeru Usagi no Siiku Keiken to sono Shintekikinou no Rikai* ("How Children's Caring Experiences of Rabbits Would Influence the Understanding of its Mental Function) The Japanese Journal of Developmental Psyhology, 15-1, 40-51, 2003.
3. Hamano, S., Sekine, K. *Yoji to Ennai Shiiku Dobutsu no Kakawari* ("Relations between Infants and Animals Kept at a Nursery School") in *Dobutsu to Hito* ("Animals and People") 46-53, 2005
4. Kakinuma, M., Izumo, C. *Dobutsu Shiiku Jittai Chosa kara Mita Kodomo no Kokoro no Hattatsu* ("Emotional Development of Children as Seen in Surveys of the Keeping of Animals") in *Hito to Dobutsu no Kankei no Manabikata* ("Learning About Human Animal

Relations") Interzoo pp.60-65, 2003
5. Melson, G. *Why the Wild Things Are* Harvard U. Press, 2001.
6. Public Relations Office, Government of Japan *Dobutsu Aigo ni Kansuru Yoron Chosa* ("Opinion Survey on Animal Welfare") 2003
7. Takahashi, M., Sakurai, F., & Ido, Y. *Hoikusho ni Okeru Dobutsu Shiiku Chosa* ("Survey on the Keeping of Animals in Nursery Schools") in *Dobutsu to Hito* ("Animals and People") 9-15, 2005
8. Wilson, E. O. *Biophilia*, Harvard University Press, 1986

The Future of Animal Welfare, and Animal-assisted Education and Therapy

Seiichi Higuchi
Professor, Faculty of Veterinary Medicine Kitasato University

Introduction

The welfare of an animal is defined by its physical and mental condition, and the animal concerned should ideally be healthy and at ease, but up to now, little interest has been shown in research on the sensibilities of animals and how they feel in various situations.

We need a comprehensive syllabus that includes research aimed at understanding appropriate physical and mental conditions of animals, the study of ethical welfare to exercise appropriate respect for animals, programs for transforming aberrant behavior into appropriate behavior using specialized training, and so forth.

The concept of Animal-Assisted Intervention (AAI) put forward by Debbie Coultis (CEO of People, Animals, Nature, Inc.) encompasses animal-assisted therapy, animal-assisted education, and animal-assisted activities.

Animal-assisted therapy and animal-assisted education involve the participation of animals in specific aspects of human therapy and education. They are therapeutic or educational processes that target humans and involve the setting of therapeutic or educational goals, the formulation and execution of plans to achieve those goals, and assessment of results. As such, responsibility for these processes needs to be shouldered by medical or educational specialists who are qualified to implement them.

Animal-assisted activities are, on the other hand, basically activities in which humans and animals interact, with animal visitation programs being a typical example. People involved in such activities do not need to have specialized medical knowledge, and volunteers play an important role in most such activities.

This presentation is concerned with practitioners of animal-assisted therapy, animal-assisted activities and animal-assisted education, and other people who assist them, and the programs required to educate qualified practitioners.

1. Practitioners of animal-assisted therapy, activities and education, and their assistants

1) Practitioners of animal-assisted therapy and their assistants

In animal-assisted therapy, a healthcare specialist (doctor, nurse, social worker, occupational therapist, physiotherapist, clinical psychologist, nursing care support specialist, etc.) decides with the cooperation of volunteers where an animal will be used in a patient's treatment regimen, and must set a clearly defined treatment goal with a clearly defined point of achievement. Animal-assisted therapy also requires detailed record keeping and assessment of results.

In addition to doctors or other healthcare specialists, animal owners or handlers are also vital to the practice of animal-assisted therapy. Other necessary personnel include breeders to breed animals suited to the needs of the patients concerned, veterinarians as managers of animal health, trainers to train the animals in such a way that they enable the achievement of treatment goals, facilitators who coordinate between the healthcare specialists and animal-related personnel and who assist in program introduction and are instrumental in driving progress while monitoring participants and circumstances, and a great many volunteers.

2) Practitioners of animal-assisted activities and their assistants

Animal-assisted activities are basically activities in which humans and animals interact, and in most cases, volunteers play a major role. The people that they visit with animals are usually disabled or elderly people, or children, and so they must behave with courtesy and do their utmost to avoid inconsiderate behavior. Certain rules should be set and observed by participating personnel and recipient personnel. Animal assisted visitation activities require the support of a great many volunteers, including personnel who care for participating animals on a day-to-day basis (daily care, health management, and training) and the handlers who actually take the animals on visits to recipients.

The volunteers who participate in animal-assisted activities do so for various reasons, such as a fondness for animals or a desire to serve society in some way. Because most practitioners of animal-assisted activities are volunteers, they may not be able to participate on a long-term basis, but building up a record of achievement and expanding activities so as to make animal intervention increasingly useful to society would be of immense value in cultivating awareness of the effectiveness of animal-assisted activities and better understanding of animals, and for preparing the ground for the future introduction of animal-assisted education and therapy programs.

The minimum personnel required to implement animal-assisted activities are one responsible person each on the animal and recipient facility sides, plus a leader who represents volunteers and serves as the facilitator. As the person who is instrumental in overseeing program progress, the facilitator is responsible for preparing the activity program, recruiting and selecting volunteers, organizing volunteer orientation and training, informing participants and facility personnel of arrangements, making other necessary preparations, and above all us, clearly communicating the principles and goals of the activities to participants and ensuring that they understand.

3) Practitioners of animal-assisted education and their assistants

The goals of animal-assisted education are to utilize animals in education to promote emotional development while enhancing interactions with others (emotional education), nurture compassion for animals and gain appreciation of the importance of life (bioethical education), and foster greater understanding of wildlife and nature, and through this, foster respect and a sense of responsibility for animals (environmental education).

The International Association of Human-Animal Interaction Organizations (IAHAIO), an umbrella organization for organizations involved in human-animal relations in countries around the world, has drawn up basic guidelines for people involved in animal-assisted education. Regarding the roles and responsibilities of school principals, teachers and other school personnel involved in animal-assisted education, the guidelines advocate that all such personnel must ensure that animals are kept in a suitable environment and are properly cared for, and must exercise judgment as to the quality of the environment in which animals are kept and strive to constantly improve that environment. They must also ensure that the animals used in the program are safe for humans (known to be of suitable temperament and properly trained). This in turn of course requires people versed in the traits and behavior of the animals used, and able to select and manage suitable animals. The guidelines also stipulate that the animals must be in good health (with emphasis on the need for animals to receive health checks by veterinarians), and that the cooperation of veterinarians is required to monitor the care of animals used and prevent zoonoses.

Animal-assisted education could in time also be incorporated into the home to leverage the benefits that the presence of animals can bring to the personal growth of human children, and into continuing education and other forms of education for ordinary adults and elderly people. However, I think that it would be advisable from the viewpoint of setting clear qualification criteria to limit the definition of animal-assisted education for the time being to school education for children.

Animal-assisted education needs to be distinguished from animal-assisted activities. For the former, an education specialist (teacher) enlists the help of a facilitator and volunteers, etc. to decide where animals can be used in education to achieve clearly defined educational goals, and implementation of animal-assisted education requires the keeping of records and assessment of results. In addition to education specialists (teachers), animal-assisted education also requires the same kind of animal-related personnel as animal-assisted therapy, namely animal owners and handlers, breeders, veterinarians, trainers, facilitators, and a great many volunteers.

2. Specialist qualifications

1) Animal-assisted therapy specialists

One example of animal-assisted therapy specialists are Germany's hippotherapists. Hippotherapy requires people with advanced skills of various kinds, and becoming an instructor requires one of the following specializations: healthcare (physiotherapists, occupational therapists, psychiatrists, etc.), psychology / education (psychologist, teacher, etc.), sports (sports instructors, gymnastics teachers, etc.). In addition to these specializations, prospective hippo-therapists are required to hold the German Equestrian Association's Level 1 riding qualification.

Animal-assisted therapy is medical therapy in the broad sense of contributing to the maintenance, restoration and promotion of human health, and is a treatment activity assumed to have positive effects.

Medical treatment in the official sense of the term can be provided only by qualified doctors, but in actuality all sorts of activities are referred to as medical treatment or medical activities and such like, and related techniques or skills are referred to as treatment techniques or medical skills and so forth.

Medical activities include disease prevention and rehabilitation activities as well as actual treatment of a patient's disease or disorder. Nursing activities (nursing processes) by nurses and others, medication counseling by pharmacists, dietary guidance to patients by dietitians under the instructions of doctors or dentists and so forth should also naturally be regarded as medical activities.

As such, I would like to propose the need for animal-assisted therapy specialists as a new category of specialists involved in medical activities, and I recommend the establishment of a national qualification system for specialists involved in animal-assisted therapy. One such qualification could be "animal-assisted therapy medical specialist" for doctors who have successfully completed an animal-assisted therapy specialist training program. Another could be for people who have completed an animal-assisted therapy program and passed a national examination for the qualification of "animal-assisted therapist." Animal-assisted therapists would conduct medical rehabilitation using animal-assisted therapy under the instructions of an animal-assisted therapy medical specialist.

2) Animal-assisted education specialists

The goal of animal-assisted education is to use animals to support the learning of children in a way that contributes positively to their development. I recommend the establishment of a national qualification system for specialists involved in animal-assisted education. The qualification of "animal-assisted education specialist teacher" would be conferred on teachers who successfully complete an animal-assisted education specialist teacher training program, and the qualification of "animal-assisted education specialist teacher" would be conferred on persons who complete an animal-assisted educator training program and pass a national examination. Animal-assisted educators would serve as assistants to animal-assisted education specialist teachers when the latter implement animal-assisted education.

3) Animal-assisted activities

As mentioned above, animal-assisted activities are basically activities in which humans and animals interact superficially, and do not involve the creation of special programs. As such, animal-assisted activities should be distinguished from animal-assisted education and animal-assisted therapy, and in this sense, animal-assisted activity specialists and a qualification system are probably not needed. Those carrying out such activities would not assume any particular obligations, and volunteers would be allowed to conduct activities on their own initiative. However, a facilitator is indispensable for selecting volunteers, clarifying activity mission and goals, coordinating between animal-related and target facility personnel, drawing up activity schedules, making other preparations, attending meetings and so forth. The facilitator plays a very important role as the nucleus of volunteer activities, and should be someone with rich knowledge and experience. In a sense, activities are to a large part dictated by the personality and appeal of the facilitator. Even if continuing activities over the long term is difficult, those involved in animal-assisted activities should be made aware of the fact that conducting such activities in a wide variety of environments can play a vital role in spreading recognition of the usefulness of animal intervention in society.

4) Future plans

The need exists to demonstrate the usefulness and raise public awareness of animal intervention in the form of animal-assisted therapy, activities, and education. Programs for training facilitators, breeders, trainers and other personnel in addition to animal-assisted therapy and education specialists also urgently need to be developed. Candidates could include the following personnel: Animal-assisted education and therapy specialists; teachers, doctors, and occupational therapists who have studied animal-assisted education or therapy to the same qualification level; psychology specialists who have studied psychology and are able to participate in the treatment of emotional and other conditions; veterinarians who have studied animal behavior and also human physical functions; and social welfare and nursing care workers and others with specialized social welfare-related knowledge.

I see a need for specialists in education, medicine, nursing, veterinary science, animal behavior, sociology, and other fields of learning to pool their respective specializations and work together closely to develop opportunities for the practice of animal-assisted education and therapy and establish both fields as recognized occupations.

References

1. Higuchi, S. et al. (Akahori, F, ed.) Opinion on Animal-Assisted

Education, Activities and Therapy. Committee for Animal-Assisted Therapy and Education, Association of Private Veterinary Colleges, 2007 (in Japanese)
2. Higuchi, S. Animal Welfare and Animal-Assisted Education and Therapy. The 2nd Conference of the Japanese Society for Animal-Assisted Education and Therapy (Abstracts, P.1 ,University of Tokyo, Tokyo) 2009 (in Japanese)
3. Higuchi, S. Curriculum Development for New Challenge in Veterinary Medicine Reflecting Social Issues on Human Animal Relation, Ethics, Environments.
The International Symposium of the Korean Society of Veterinary Science (Abstracts, 49(3):211-213. Jeju, Korea) 2009

The Benefits of Hippotherapy

Hirokazu Tsubone
*Professor, Graduate School of Agricultural and Life Sciences,
Faculty of Agriculture, University of Tokyo*

What is hippotherapy?

Hippotherapy is a welfare activity that uses horses to promote the physical and mental health of both healthy people and patients, and aid rehabilitation. It is an auxiliary medical or paramedical field aimed at achieving clearly positive medical effects. It is also referred to as "equine-assisted therapy" or "therapeutic riding", but "hippotherapy" would appear to be the most commonly used term in recent research findings on the subject announced in academic journals covering such fields as occupational therapy and physiotherapy. Horse riding and motor tasks performed while riding simultaneously provide a range of exercise and sensory stimulation, making hippotherapy one of the closest fields of medicine to occupational therapy or physiotherapy. It also shares certain aspects with sports science.

The history of hippotherapy (outline)

Hippocrates (460–377 BC) in ancient Greece wrote a chapter on natural exercise in which he states that the rhythm of horse riding can help speed the physical rehabilitation of wounded soldiers. Many centuries later, Italian Renaissance philologist Hieronymus Mercurialis wrote about riding in *The Art of Gymnastics* published in 1569, and expounded on the benefits of riding for the restoration and maintenance of health. Later still, Until the 1970s, no conventional scientific research papers on the subject appear to have been published, but the value of hippotherapy nevertheless came to be recognized worldwide during this period thanks to the interest shown by medical professionals and their efforts to popularize it, and the field developed rapidly particularly after WWII. It was the famous Lis Hartel of Denmark who gave hippotherapy its biggest breakthrough. After her legs were paralyzed when she was struck with polio in 1940 as a child, Hartel spent most of her waking hours with her horse, and her passion for riding eventually led to her winning silver medals for dressage at both the Helsinki (1952) and Melbourne (1956) Olympic Games. Hartel's remarkable achievements in a sport in which men and women compete as equals, and in an era in which the Paralympics had yet to start, drew worldwide acclaim. Thanks to Hartel's fame and her ardent promotion of the field, interest in riding for the disabled grew explosively. In 1969, the Riding for the Disabled Association (RDA) was founded in the UK with Princess Anne as its patron, and in the same year, the North American Riding for the Handicapped Association (NARHA) was founded. Both associations have become big organizations, each with about about 800 member groups and facilities under them. The German Association for Therapeutic Riding was founded in 1970 and their activities have been focused on "therapeutic riding". RDA and NARHA both conduct activities aimed at enhancing the rehabilitation of physical abilities of disabled persons, but the promotion of riding and carriage driving as sport and recreation also accounts for a large part of their activities.

In Japan, Harmony Center opened a pony club in 1973 and launched emotional education-related activities for children, and in 1990 Pony School Katsushika started to offer riding classes for the disabled. From about 1989, Professor Shinichi Takisaka and other researchers at the National Institute of Special Needs Education began to study therapeutic riding. In 1991, Masanao Murai, a medical doctor, enlisted RDA's cooperation to launch therapeutic riding activities at the Urakawa Warashibe Home, a facility belonging to Warashibe-Kai, a social welfare organization involved in activities for people with severe disabilities. Dr. Murai also established a school for training therapeutic riding instructors in 1998 in Hidaka, Hokkaido. Between 1995 and 1999, a number of therapeutic riding organizations were established, including the Japan Riding Association for the Disabled (JRAD) in 1995, Society for Nippon Riding Therapy(NRT) in 1996, Riding for the Disabled Association Yokohama (RDA Yokohama) in 1996, Riding for the Disabled Association Japan (RDA Japan) in 1998, and All Nippon Therapeutic Riding Association (ANTRA) in 1999, and these organizations are now conducting ambitious therapeutic riding programs throughout Japan. If activities for interaction with horses are included (but excluding festivals), there must be over 150 organizations now active throughout Japan. However, only a few are working with qualified experts such as physiotherapists, occupational therapists, doctors, riding for the disabled instructors and speech therapists to conduct medical activities. The biggest reason is that Japan still lacks a nationwide qualification system. In Germany, however, hippotherapy conducted by certified instructors and facilities is officially recognized as part of a treatment regimen, and is an important technique in medical treatment for disabled persons.

Hippotherapy practice

The practice of hippotherapy requires: (1) trustworthy horses; (2) qualified instructors, horse leaders capable of controlling the movements of horses according to the program content or client circumstances, side-walkers (usually 2 volunteers who have received instruction), and clients (riders); (3) an appropriate environment (though it depends on the number of horses and human participants, an area of at least 20 m x 20 m, preferably able to be divided into circles). Horses are usually led in a walk or a trot. In some cases, though it is not riding per se, carriage driving is also available. While riding, conversation is made with the rider to stimulate listening and speech, and the rider may be made to carry out physical exercises and other movements while mounted (e.g. extending or raising arms, gripping tools, stroking the horse) so as to achieve all-round benefits. Apart from riding, activities can also include cleaning and preparing harnesses, approaching and greeting with horses, using a balance ball before riding, brushing horses, and use of toys and other support equipment.

Physical benefits of hippotherapy

Hippotherapy is used in the treatment of various conditions, including cerebral palsy, spinal cord disorder, stroke, autism, Asperger's disorder, attention-deficit hyperactivity disorder, and myotonia. Hippotherapy is also known to bring considerable emotional benefits, but most medical research papers on the subject concern themselves with the physical effects of therapy. This is probably because physical effects are easier to measure, and thus provide results that are easier to publish in academic journals, rather than indicating that the emotional benefits of hippotherapy are any less significant than the physical benefits. Physical indicators that can be measured include range of motion (ROM), grip strength, gross motor function (GMF: walking, standing, changing posture, jumping, etc.), muscle activity (electromyogram) coordination, left–right symmetry, muscle contraction and relaxation, arm and leg movements observed using motion capture systems, head and trunk stability, and locomotion (walking speed, path, acceleration, etc.). Recently researchers are experimenting with the use of functional near infrared spectroscopy (fNIRS) to enable easy real-time measurement of changes in the cerebral blood flow of people with cerebral palsy or autism. Where the measurement of psychological changes is concerned, common tests include visual analog scale (VAS) and Kraepelin tests. Hippotherapy is also empirically known to improve speech abilities. Keino et al. have measured the effects of hippotherapy using an original system of visual observation-based scores known as human-equine-interaction on physical activity (HEIP) and human-equine-interaction on mental activity (HEIM) scores.

We occasionally hear views to the effect that hippotherapy provides only limited physical benefits, but recently an increasing number of research findings that are more than able to withstand scientific scrutiny have appeared, and most of them attest to the positive effects of hippotherapy. This may, of course, be due to the fact that research reporting lack of positive effects may be more difficult to publish, but studies in which rigorous conditions have been applied and appropriate indices measured have shown that hippotherapy has definite benefits.

Benefits reported by these studies include improved ROM, head stability, arm motor functions, left–right trunk symmetry, locomotion, and more efficient oxygen consumption in cerebral palsy patients. Moreover, these physical benefits were observed not only directly after riding, but appeared to last for at least 12 weeks after cessation of riding. Riding causes 3-dimensional movements that simultaneously stimulate visual, proprioceptive, vestibular, tactile, and other senses, and is thought to be effective in promoting sensory integration, an important concept in the field of occupational therapy.

In this presentation, I will report on both Japanese and overseas research on the physical effects of hippotherapy. (Part of this lecture was presented at the Japanese College of Veterinary Internal Medicine/ Japanese Society of Veterinary Clinical Pathology 2010 convention.)

References

1. Benda W, McGibbon NH, Grant KL. (2003): Improvements in muscle symmetry in children with cerebral palsy after equine-assisted therapy (hippotherapy). *J Altern Complement Med.* 9(6):817-825.
2. Bertoti DB. (1988): Effect of therapeutic horseback riding on posture in children with cerebral palsy. *Phys Ther.* 68(10):1505-1512.
3. Lechner HE, Kakebeeke TH, Hegemann D, Baumberger M. (2007): The effect of hippotherapy on spasticity and on mental well-being of persons with spinal cord injury. *Archphys Med Rehabil.* 88(10):1241-1248.
4. Lisiński P, Stryła W. (2001): The utilization of hippotherapy as auxiliary treatment in the rehabilitation of children with cerebral palsy. *Ortop Traumatol Rehabil.* 3(4):538-540.(Abstract)
5. McGibbon NH, Andrade CK, Widener G, Cintas HL. (1998): Effect of an equine- movement therapy program on gait, energy expenditure, and motor function in children with spastic cerebral palsy: a pilot study. *Dev Med Child Neurol.* 40(11):754-762.
6. McGibbon NH, Benda W, Duncan BR, Silkwood-Sherer D.(2009): Immediate and long-term effects of hippotherapy on symmetry of adductor muscle activity and functional ability in children with spastic cerebral palsy. *Archphys Med Rehabil.* 90(6):966-974.
7. Nareklishvili TM. (2008): Dynamics of hip joint biomechanics in patients with coxarthrosis at the time of hippotherapy. *Georgian Med News.* (155):26-31. (Abstract)
8. Rieger C. (1978): Scientific fundamentals of hippo- and riding therapy -a compilation of study results. *Rehabilitation (Stuttg).* 17(1):15-19. (Abstract)
9. Shurtleff TL, Standeven JW, Engsberg JR. (2009): Changes in

dynamic trunk/head stability and functional reach after hippotherapy. *Archphys Med Rehabil.* 90(7):1185-1195.

10. Snider L, Korner-Bitensky N, Kammann C, Warner S, Saleh M.(2007): Horseback riding as therapy for children with cerebral palsy: is there evidence of its effectiveness? *Phys Occup Ther Pediatr.* 27(2):5-23.

11. Sterba JA. (2007): Does horseback riding therapy or therapist-directed hippotherapy rehabilitate children with cerebral palsy? *Dev Med Child Neurol.* 49(1):68-73

12. Sterba JA, Rogers BT, France AP, Vokes DA. (2002): Horseback riding in children with cerebral palsy: effect on gross motor function. *Dev Med Child Neurol.* 2002 May; 44(5):301-308.

13. Winchester P, Kendall K, Peters H, Sears N, Winkley T. (2002): The effect of therapeutic horseback riding on gross motor function and gait speed in children who are developmentally delayed. *Phys Occup Ther Pediatr.* 22(3-4):37-50.

14. Keino H, Funahashi A, Keino H, Miwa C, Hosokawa M, Hayashi Y, Kawakita K.(2009): Psycho-educational Horseback Riding to Facilitate Communication Ability of Children with Pervasive Developmental Disorders. *J. Equine Sci. 20(4):79-88.*

Scientific Effects of Hippotherapy: A Physician's Perspective

Hirohiko Kuratsune
Professor, Faculty of Health Sciences for Welfare,
Kansai University of Welfare Sciences

Treating chronic fatigue requires both emotional healing as well as the rehabilitation of physical functions. In addition to conventional medical and neuropsychological treatment, physiotherapy, occupational therapy, sports therapy and music therapy, hospitals have recently begun to experiment with nature therapy (contact with nature), horticultural therapy and other treatments that have proven to be effective. Animal assisted therapy, which leverages the comfort that animals can provide, is one more treatment that has come to be used widely to help treat not only psychological and neural disorders, but also physical disorders.

Animal assisted therapy is a general term for any treatment of humans involving the use of animals. The most commonly used animals are dogs, cats and other small cuddly animals. Contact with such animals has been found to relieve irritation, anxiety and fear of other people, and to stimulate people who have lost all interest in life to seek out further interaction with these animals and to rediscover their appetite for life. However there are a few studies that demonstrate the scientific effects of animal assisted therapy on the health.

On learning of the successful use of interaction with horses by the Osaka Prefectural Board of Education and Hattori Ryokuchi Riding Center to help in the social rehabilitation of children who were unwilling or unable to attend school and had shut themselves off from society, the study group supported by the Ministry of Health, Labor and Welfare investigated the scientific effects of hippotherapy on 9 school refusal children (4 male, and 5 female high school students) and 5 recluse adults (3 male, 2 female), making for a total of 14 persons aged between 15 and 41 (20.5±7.6 years old).

From this study, we found that interaction with horses relieved depression, irritation, anxiety, tension and other subjective symptoms, and a clinical psychologist revealed that compared with their state before receiving hippotherapy, the facial expressions of subjects were brighter, conversation with household members increased, and subjects became more active in their daily lives. Assessment using the self-esteem scale proposed in 1992 by Alice W. Pope also showed general, familial and social self-esteem to be clearly lower than for normal subjects before hippotherapy, but general and familial self-esteem in particular rising after participation in hippotherapy.

Judging from the daily activity and sleep quality in 5 school refusal students by using actigraph, their daytime activity tended to be higher and middle-of-the-night insomnia tended to be lower in the 3 days after the program as compared to the 3 days prior to the hippotherapy program. Looking at the time spent sleeping, subjects slept 9 hours per day on average, but after hippotherapy, they slept less and were active for a longer time. Although this study was too small to obtain statistically significant results, further a large study is necessary to confirm our results.

The general perception of riding is that only the horse is working, and that the rider simply sits astride it and maintains balance. However, when we studied the changes of heart rates and oxygen consumptions by using a Holter monitor and portable oxygen consumption meter in 11 male and female subjects (age: $33.0±10.7$ years, height: $163.6±8.5$ cm, weight: $57.4±9.7$kg) at rest and at astride a horse that is walking, trotting or cantering, we found that heart rate was $83.0±8.3$ beats/min and oxygen consumption 262±79 mL/min at rest, but rose significantly to 103.1±11.7 beats/min and 603±132 mL/min respectively when the horse was walking. Figures for when subjects themselves walked were 98.3±13.4 beats/min for heart rate and 537±84 mL/min for oxygen consumption, showing that the aerobic exercise when mounted on even just a walking horse was much the same as when the subject is walking. This suggests that even just sitting astride a horse that is being led by an instructor, an activity that requires no special skills, is most definitely aerobic exercise. We also found little difference between gender and age groups.

Heart rate rose to 145.2±17.7 beats/min and oxygen consumption to 1,279±305 mL/min when mounted on a trotting horse, and 163.1±12.8 beats/min and 1,516±385 mL/min respectively when on a cantering horse. These are significant increases that match maximal exercise loads in cycle ergometer tests, showing that riding atop trotting or cantering horses is heavy exercise without oxygen of the same level as other sports.

Aerobic exercise is known to relieve stress and invigorate people, and so we next investigated whether the benefits mentioned above were derived simply from aerobic exercise, or specifically from riding and other interaction with horses. We subjected 10 Kansai University of Welfare Sciences students to 2 rounds of Kraepelin tests (30 min) and the copying of text reflected in a mirror (30 min), thus invoking a state of fatigue caused by 2 hours of mental exercise, after which we compared the effect on recovery from fatigue of 20 minutes of riding on the one hand, and 20 minutes of aerobic exercise (walking) on the other. Our results showed that aerobic exercise alone helped to relieve feelings of fatigue and boost vigor, tension and volition, but that riding also significantly improved scores for depression, irritation, anxiety and physical condition. As such, it appears that in addition to the benefits of aerobic exercise, riding is also effective in relieving a number of negative symptoms associated with fatigue specifically as a result of interaction with horses.

In this presentation, I would like to introduce a number of benefits of hippotherapy that have been demonstrated by scientific investigation.

Acknowledgments

I would like to express my deep appreciation to Horse Friends Jimukyoku and Hattori Ryokuchi Riding Center for their cooperation with the hippotherapy research covered in this study, to Koyodai High School teacher Ryuji Nishi for enabling the participation of the school refusal children, and Keisuke Tani of the Kyoto Supporting Center of Education for enabling the participation of the recluse adults.

著者略歴

柴　忠義（しば　ただよし）

1966 北里大学衛生学部卒業.66 慶應義塾大学医学部助手.71 三菱化学生命科学研究所主任研究員.75 医学博士取得.86 北里大学衛生学部教授.03 北里学園（現・北里研究所）理事長・北里大学長.

林　良博（はやし　よしひろ）

1969 東京大学農学部卒業.ハーバード大学客員研究員.コーネル大学客員助教授.90 東京大学教授.99 農学部長（併任）.04 理事（副学長）.(財)農学会会長.総合研究博物館長.(財)山階鳥類研究所長.現 東京農業大学農学部教授.専門書のほかに「ふるさと資源の再発見」「ヒトと動物」「検証アニマルセラピー」など.

的場美芳子（まとば　みよこ）

1981 北里大学獣医畜産学部卒業.95 玉川大学大学院研究科修士課程修了.05 北里大学大学院医療系研究科博士課程修了.北里大学大学院医療系研究科特別研究員.09 日本獣医生命科学大学大学院特別研究生.世界教育連盟日本支部常任理事.日本動物介在教育・療法学会事務局長.特定非営利活動法人ひとと動物のかかわり研究会副理事長.日本感染症学会.ヒトと動物の関係学会.「ヒトと動物の関係学　第3巻ペットと社会(岩波書店)」「アニマルセラピー入門(IBS 出版)」「ひとと動物のかかわり(エイジア出版)」「感性・心の教育 3 感性教育による学級変革(明治図書)」「ひとと動物のかかわり(河出書房新社)」など.

柿沼美紀（かきぬま　みき）

1979 Northwestern University 卒業.82 筑波大学大学院修士課程地域研究研究科修了.85 筑波大学大学院修士課程教育研究科修了.95 白百合女子大学文学研究科博士課程満期退学.98 文学博士(白百合女子大学).00 日本獣医畜産大学(現日本獣医生命科学大学)教授.01 中野区教育委員会教育委員.04 日本動物介在教育・療法学会（副会長）.日本発達心理学会.日本教育心理学会.日本心理学会.日本動物心理学会.日本霊長類学会.比較心身症研究会（事務局）.「子どもの「やさしさ」を育む本（PHP 研究所）」「TOM 心の理論課題検査(文教資料協会)」「人と

動物の関係の学び方 (インターズー)」「ペットと社会 (岩波書店) (分担執筆)」など.

樋口誠一 (ひぐち　せいいち)
1975 北里大学大学院畜産学研究科獣医学専攻修士課程修了. 北里大学畜産学部助手. 84 獣医学博士 (北里大学). 国際獣疫研究所 (ナイロビ市・ケニヤ) 客員研究員. 90 長春獣医大学 (長春市・中国) 特別交換教員. 97～98 ハーバード大学 (ボストン市・米国) 客員研究員. 99 北里大学獣医畜産学部教授. 00 年長春農牧大学客員教授. 03 年長春農牧大学付属動物栄養研究所臨床部長. 日本動物介在教育・療法学会会長. 日本獣医学会評議員.「獣医内科学 (文永堂, 分担執筆)」「獣医学大辞典 (チクサン出版社)」など.

局　博一 (つぼね　ひろかず)
1979 東京大学大学院農学系研究科獣医学専攻博士課程修了. 79～88 環境庁国立公害研究所 (現環境省国立環境研究所研究員). 88 東京大学助教授. 00 東京大学大学院農学生命科学研究科教授. 日本ウマ科学会常任理事 (現). 日本心電学会理事 (現). 日本獣医循環器学会理事 (前会長). 全日本障害者乗馬協議会会長(現). 東大農学生命科学研究科附属食の安全研究センター企画調整部長 (前センター長). 内閣府食品安全委員会企画専門調査会委員 (現).「「乗用馬」新版　徳田畜産ハンドブック (畜産技術協会)」「生物活用 (馬の飼育と活用)」「ウマ用語集 (市川文克, 他日本ウマ科学会編)」「獣医衛生学 (鎌田信一, 押田敏雄, 酒井健夫, 局　博一, 永幡　肇編)」「小動物の心臓病学－基礎と臨床－(局　博一, 若尾義人: 監訳)」「犬と猫の呼吸器疾患 (多川政弘, 局　博一: 監訳)」など.

倉恒弘彦 (くらつね　ひろひこ)
1987 大阪大学大学院医学系研究科博士課程修了. 87 大阪大学微生物病研究所助手. 93 大阪大学医学部助手. 94 大阪大学医学部講師. 02 大阪大学医学部助教授. 03 関西福祉科学大学健康福祉学部教授. 大阪市立大学医学部客員教授. 09 東京大学特任教授 (東京大学大学院農学生命科学研究科). 99～04 文部科学省, 疲労・疲労感の分子・神経メカニズムの解明とその対処法の開発プロジェクト総合推進委員. 09 厚生労働省, 疲労を訴える患者に対する客観的な疲労評価法の確立と診断指針の作成」研究班代表研究者. 10 日本疲労学会理事, 第6回日本疲労学会学術大会会長.「危ない!「慢性疲労」(NHK,生活人新書)」など.

陽　捷行（みなみ　かつゆき）

1971 東北大学大学院農学研究科博士課程修了（農学博士）．73 農林省農業技術研究所化学部．77～78 アイオワ州立大学客員教授．94 農林水産省国際農林水産業研究センター環境資源部長．00 農林水産省農業環境技術研究所長．01 独立行政法人農業環境技術研究所理事長．05 北里大学教授．06 北里大学副学長．「土壌圏と大気圏・地球環境変動と農林業・環境保全と農林業(朝倉書店)」「CH$_4$ and N$_2$O (Yokendo)」「地球の悲鳴・農と環境と健康（清水弘文堂，アサヒビールエコブックス）」，「Agricultare-Environment -Medicine (Yokendo)」など．

古矢鉄矢（ふるや　てつや）．

1974 早稲田大学商学部卒．74 学校法人北里学園入職．04 北里大学学長室長．06 同事務副本部長．09 同学長補佐．挿絵．

| JCOPY | <（社）出版者著作権管理機構　委託出版物＞ |

2010年10月30日　第1版発行

北里大学農医連携
学術叢書第8号
動物と人が共存
する健康な社会

検印省略

© 著作権所有

定価3150円
(本体 3000 円)
(税　5%)

著作代表者　　陽　　捷　行（みなみ　かつゆき）

発　行　者　　株式会社　養　賢　堂
　　　　　　　代　表　者　及　川　　清

印　刷　者　　株式会社　丸井工文社
　　　　　　　責　任　者　今井晋太郎

〒113-0033　東京都文京区本郷5丁目30番15号

発　行　所　株式会社 養賢堂
TEL 東京(03)3814-0911　振替00120
FAX 東京(03)3812-2615　7-25700
URL http://www.yokendo.co.jp

ISBN978-4-8425-0475-9　C3061

PRINTED IN JAPAN　　製本所　株式会社丸井工文社
本書の無断複写は著作権法上での例外を除き禁じられています。
複写される場合は、そのつど事前に、（社）出版者著作権管理機構
（電話 03-3513-6969、FAX 03-3513-6979、e-mail:info@jcopy.or.jp)
の許諾を得てください。